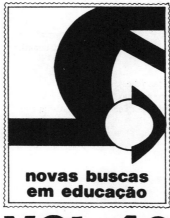

VOL. 40

Dados Internacionais de Catalogação na Publicação (CIP)
(Câmara Brasileira do Livro, SP, Brasil)

Freire, João Batista.
De corpo e alma : o discurso da motricidade / João Batista Freire. – São Paulo : Summus, 1991. – (Novas Buscas em Educação ; v. 40)

Bibliografia.
ISBN: 978-85-323-0376-9

1. Educação física – Filosofia 2. Espírito e corpo 3. Movimento I. Título. II. Série.

91-1212

CDD-613.701
-128.2
-613.7

Índices para catálogo sistemático:

1. Corpo e alma : Filosofia   128.2
2. Educação física : Filosofia   613.701
3. Espírito e corpo : Filosofia   128.2
4. Motricidade : Educação física : Higiene   613.7

Compre em lugar de fotocopiar.
Cada real que você dá por um livro recompensa seus autores
e os convida a produzir mais sobre o tema;
incentiva seus editores a encomendar, traduzir e publicar
outras obras sobre o assunto;
e paga aos livreiros por estocar e levar até você livros
para a sua informação e o seu entretenimento.
Cada real que você dá pela fotocópia não autorizada de um livro
financia o crime
e ajuda a matar a produção intelectual de seu país.

De corpo e alma

O discurso da motricidade

João Batista Freire

summus
editorial

DE CORPO E ALMA
O discurso da motricidade
Copyright © 1991 by João Batista Freire da Silva
Direitos desta edição reservados por Summus Editorial

Capa: **Edith Derdyk**
Direção da coleção: **Fanny Abramovich**
Impressão: **Sumago Gráfica Editorial**

Summus Editorial
Departamento editorial
Rua Itapicuru, 613 – 7º andar
05006-000 – São Paulo – SP
Fone: (11) 3872-3322
Fax: (11) 3872-7476
http://www.summus.com.br
e-mail: summus@summus.com.br

Atendimento ao consumidor
Summus Editorial
Fone: (11) 3865-9890

Vendas por atacado
Fone: (11) 3873-8638
Fax: (11) 3872-7476
e-mail: vendas@summus.com.br

Impresso no Brasil

NOVAS BUSCAS EM EDUCAÇÃO

Esta coleção está preocupada fundamentalmente com um aluno sagaz, inquieto e participante; com um professor que não tema as próprias dúvidas; e com uma escola aberta, viva, posta no mundo e ciente de que estamos no século XXI.

Nesse sentido, é preciso repensar o processo educacional. É preciso preparar a pessoa para a vida e não para o mero acúmulo de informações.

A postura acadêmica do professor não está garantindo maior mobilidade à agilidade do aluno (tenha ele a idade que tiver). Assim, é preciso trabalhar o aluno como uma pessoa inteira, com sua afetividade, suas percepções, sua expressão, seus sentidos, sua crítica, sua criatividade...

Algo deve ser feito para que o aluno possa ampliar seus referenciais de mundo e trabalhar simultaneamente com todas as linguagens (escrita, sonora, dramática, cinematográfica, corporal etc.).

A derrubada dos muros da escola poderá integrar a educação ao espaço vivificante do mundo e ajudará o aluno a construir uma visão própria do universo.

É fundamental que se questione mais a educação. Para isso, devemos estar mais abertos, mais inquietos, mais porosos, mais ligados, refletindo sobre o nosso cotidiano pedagógico e perguntando-nos sobre seu futuro.

É necessário nos instrumentalizarmos com os processos vividos pelos outros educadores como contraponto aos nossos, tomarmos contato com experiências mais antigas mas que permanecem inquietantes, pesquisarmos o que vem se propondo em termos de educação (dentro e fora da escola) no Brasil e no mundo.

A coleção Novas Buscas em Educação pretende ajudar a repensar velhos problemas ou novas dúvidas que coloquem num outro prisma preocupações de todos aqueles envolvidos com a educação: pais, estudantes, comunicadores, psicólogos, fonoaudiólogos, assistentes sociais e, sobretudo, professores. Pretende servir a todos aqueles que saibam que o único compromisso do educador é com a dinâmica e que uma postura estática é a garantia do não crescimento daquele a que se propõe educar.

A Lino de Macedo

SUMÁRIO

Introdução 13

I. NOVOS OLHARES SOBRE O CORPO
A imortalidade da morte 23
A realidade corporal 26
Uma questão precoce 28
O corpo na medida certa 30
O centro da questão 33
Uma resposta antecipada 35

II. APRENDIZES DE COMPLEXIDADE
Pedaços de um mesmo tecido 37
Heranças e conquistas 40
O gene vai à sociedade 42
Libertando-se dos determinismos 43
O inato e o adquirido na motricidade 47

III. O MÉTODO EM QUESTÃO
Eu, o corpo 51
Caça ao tesouro 54
Rumo ao desconhecido 55
Morte e ressurreição do corpo 56
Investigando a complexidade 59
O método utilizado 61

IV. TRÊS ESTUDOS SOBRE O SENSÍVEL E O INTELIGÍVEL
Para além das igualdades e diferenças 69
Análise qualitativa do comportamento motor dos sujeitos
realizando chutes a gol 74
O Tangran humano 91
A ordem e a desordem nas condutas motoras 123

CONCLUSÃO 145
BIBLIOGRAFIA 151

AGRADECIMENTOS

Eu não sei nada, mas tenho sempre um amigo que sabe. Não dá para saber sozinho; pelo menos isso a gente tem que aprender durante a elaboração de um trabalho. Quero agradecer aqui àqueles que souberam comigo. Quero começar por minha esposa, Silvana, que foi quem leu as primeiras provas deste trabalho. Agradeço o rigor com que me irritou nos momentos em que eu não queria ver meus defeitos. Obrigado por não ceder. Meu filho Lucas, com apenas dez anos, me espantava com tanta compreensão. Meu querido amigo Ronaldo Monte de Almeida, meu companheiro desde a Universidade Federal da Paraíba: obrigado pela paciência infinita com que revisou boa parte de meus escritos. Augusto Novaski, meu amigo e professor, companheiro da Unicamp, que me deu tantos empurrões com seu entusiasmo (além de revisar até a parte mais maçante do texto). Meus amigos da Faculdade de Educação Física da Unicamp, em especial os professores Ademir de Marco, Maria Beatriz R. Loureiro e Wagner Wey Moreira, que me ensinaram tantas coisas que estão no corpo deste trabalho. A sempre prestimosa Dulce, da biblioteca da Faculdade de Educação Física. Os professores do Laboratório de Instrumentação para Biomecânica da Faculdade de Educação Física da Unicamp. Se não fossem eles, seguramente eu teria desistido de levar adiante um dos estudos aqui apresentados. Obrigado ao Luciano e ao Sérgio e, muito particularmente, ao René e ao Ricardo. Não posso esquecer o Jonas, meu ex-aluno, que contribuiu com seus conhecimentos sobre informática. Nem o professor João Frederico Meyer, do Instituto de Matemática e Estatística da Unicamp. Meus ex-alunos José

Eduardo, Leonardo, Fernando, Érica, Laércio e Marcelo. Usei e abusei da disponibilidade do professor Eusébio Lobo da Silva, assim como do inglês do meu amigo Castilho. Meu querido professor e amigo, professor Joel Martins: foi um privilégio tê-lo como professor e orientador nas questões metodológicas. Devo boa parte do que consegui fazer neste estudo ao professor Joel. Assim como também ao professor Manuel Sérgio, meu amigo lusitano, da Universidade Técnica de Lisboa, que vem rompendo preconceitos contra o estudo da motricidade humana. Foi quem abriu meus olhos para muitas questões que estão aqui nesta tese.

Para agradecer a participação de meu orientador na elaboração deste estudo, prefiro abrir um novo parágrafo. Há dez anos, desde que o conheço, que o professor Lino de Macedo vem mudando positivamente os rumos de minha vida profissional. Quero dizer que este trabalho tem muitos co-autores, todos já nomeados, mas o professor Lino de Macedo é responsável por boa parte de tudo o que fiz de melhor em minha vida profissional.

Peço licença ao Milton Nascimento para dizer que guardo meus amigos debaixo de sete chaves, dentro do coração.

Este trabalho recebeu financiamento, durante os últimos quatro anos, do CNPq.

INTRODUÇÃO

Se o mundo for realmente o que estou vendo, então Deus é uma criança. Uma criança parecida com aquela que Fernando Pessoa descrevia nos seus versos, que roubava frutas dos pomares, e brincava com as cinco pedrinhas no degrau da porta da casa.

Por vezes, nada do que vejo me parece sério. Vejo-me atônito como uma criança diante de um gigantesco *puzzle* de um milhão de peças. Penso que quero compreender o que não é para ser compreendido. Então, como todo ser humano (e por isso somos humanos), brinco; vejo a natureza brincando e brinco com seus brinquedos. Brinco de colocar em ordem o que não é ordenável; brinco de classificar o que não é classificável; brinco de dizer que as coisas são maiores ou menores, mais feias ou mais bonitas, amarelas, azuis, melhores, piores ou pequenas. Acho que Deus quer brincar conosco, quando nos mostra árvores, bichos, chuva, vento, rios e gentes; imensos mananciais de originalidades, de diversidades; torrentes inesgotáveis de complexidade.

Por esses e outros motivos é que Monod e Einstein "discutiram" sobre se Deus jogava dados ou não. Eu também não sei (eles achavam que sabiam); apenas me parece que Deus vive jogando, e se divertindo muito com isso. Brincamos um esconde-esconde onde nós é que procuramos a natureza que se oculta. Chego a pensar que é tudo uma grande brincadeira de uma grande criança que se diverte com todos nós.

Creio que esse grande Deus criança que joga com todas as coisas nos criou à sua semelhança. Senão, fomos nós que o criamos com nossas preces. De um jeito ou de outro foi que surgimos, a espécie humana, uma espécie criança. Uma espécie que tem que brincar para sobreviver.

Nenhuma espécie é tão criança quanto nós. Brincar, para nós, não é capricho, é necessidade.

Um desses brincalhões que somos nós, o admirável Stephen Jay Gould, disse mesmo que o homem é aquele ser imaturo, que nunca chega a adulto. Achei interessante ele ter ilustrado essa teoria, que não é dele (e que ele considera com reservas), chamada neotenia, por um trecho de um romance de Aldous Huxley:

> "Um feto de macaco teve tempo de crescer", o dr. Obispo consegue finalmente dizer. "É formidável!" De novo foi tomado por um acesso de riso... Stoyte agarrou-o pelos ombros e sacudiu-o violentamente... "O que houve com eles?" "O tempo, simplesmente", disse o dr. Obispo, meio vago... O antropóide fetal conseguiu chegar à maturidade... sem sair de onde estava, o Quinto Conde urinou no chão." (1987, p. 57.)

Estranha ironia. Para conservar-se como espécie, e ter êxito na sua luta dramática pela adaptação, o homem teve que conservar-se criança. Atingindo a maturidade, o homem seria, na visão de Huxley, como o Quinto Conde, isto é, o antropóide que teve tempo de crescer. E, por sermos crianças tanto tempo, podemos jogar o jogo da vida com tanto empenho, e aí aprender tanta cultura que todos nós, e todos antes de nós, temos construído.

Mesmo uma atividade tão "séria" como a ciência, freqüentemente, me parece nada séria. Por vezes, sou levado a crer que não é o sentido da vida que a ciência busca, mas apenas se divertir com suas próprias perguntas. O que, antes de ser pecado, parece-me simplesmente estar de acordo com a condição humana. Também o trabalho vem a seu tempo, e também vinculado à brincadeira. Brincadeira que pode maltratar, quando brinca com pessoas como com peças, somente para divertir quem joga; quando brinca com pessoas que não podem jogar o jogo.

Quero jogar minha parte do jogo, e fazê-lo com grande empenho. Quero levá-lo a sério como se a vida fosse realmente séria. Quero entrar no jogo de Deus como se ele nos estivesse levando a sério. Quero divertir-me com minhas questões científicas e lutar até contra moinhos de vento, teimosamente procurando, sem descanso, compreender.

O cientista é um espectador; um espectador privilegiado. A ciência oferece-lhe um excelente assento na platéia, de onde pode ver detalhes da cena que outros, menos bem localizados, não podem. Mas é preciso ser sensível para ver. E, para ver bem, não bastam os olhos; é preciso sentir raciocinando. As coisas estão todas aí, mas não é tão fácil vê-las. O cientista precisa tornar-se mais sensível; apesar de seus privilégios de espectador, pode acabar achando o espetáculo enfadonho.

De nada adianta olhar para o espetáculo com toda a cena desenhada antecipadamente nos olhos e no cérebro. É preciso olhar e ver o que está à frente, sem preconceitos, mesmo que não nos agrade, mesmo que nos machuque, que nos incomode. O feio aparece em tudo o que olhamos com atenção; de olhos fechados não podemos vê-lo — muito menos ao belo.

Trabalhei ao lado do corpo, de frente para o corpo, tocando-o, cheirando-o, vendo-o de todos os ângulos, e nunca consegui vê-lo como me diziam que era. Diziam-me que era repartido, que tinha uma alma, invisível, misteriosa, superior, imortal, como uma outra entidade chamada espírito, também superior e imortal. Mas não era o corpo que tinha uma alma, era a alma que o possuía, porque o corpo era inferior, feito de carne, de ossos, de órgãos, coisas materiais, perecíveis, que um dia apodreceriam e cheirariam mal, ao contrário da alma, que voaria solene, rumo à eternidade.

Meu espetáculo particular tem sido esse de corpos desfilando. A princípio, vi-o com os binóculos mágicos que me emprestaram. Vi um ser esfacelado pelas idéias e temores dos grandes pensadores, e pela angústia do medo da morte de todos os que não chegam a ser grandes pensadores. Em tempo, desconfiei das verdades atrás daquelas lentes. Joguei fora os binóculos e olhei com mais atenção para esse tal corpo fragmentado. Foi como ver o *puzzle* de um milhão de peças. Vi o corpo fragmentado como os homens sempre viram o universo fragmentado. Mas a ciência, que tem feito um grande esforço de encaixar as peças do universo, por que não tenta juntar as do homem? Por que ficaria o homem fragmentado, se ele também faz parte do universo? Mas eu já percebi que os homens da ciência se preocupam mais com o universo que está para além de suas próprias peles que com o universo de dentro deles.

Foi interessante pegar aquela montanha de peças e começar a montá-las. Foi interessante me amedrontar com a idéia de que o corpo é uma entidade complexa; porque é construído pelo mesmo artesão que faz o resto deste complexo mundo.

Já que era para brincar como criança, resolvi pesquisar com crianças. Fui vê-las jogar e pus-me a analisar seus gestos: suas corridas, seus chutes, seus saltos, fazendo-o com método, um método que fui construindo enquanto caminhava. Descrevi detalhadamente, trabalhosamente, cada gesto. Coloquei-os à minha frente e analisei suas qualidades, sem deixar de considerar as quantidades. Procurei pegar cada acontecimento e deixá-lo claro para mim mesmo, para tentar entendê-lo. Filtrei os movimentos como se filtra uma bebida fina, fazendo sucessivas reduções, criando uma linguagem que eu pudesse entender. E, quando julguei ter revelado suficientemente o fenômeno, passei a interpretá-lo. Tratei da ordem e da desordem, das igualdades e das diferenças, dos possíveis, das aprendizagens, mas de modo que todos os estudos fossem sempre envolvidos por aquilo que, de fato, mais me interessava entender: a questão do sensível e do inteligível na motricidade humana. Sempre duvidei que fossem entidades separadas, hierarquizadas, estanques. E creio que eu tinha razão. Encontrei inúmeros indícios da existência dessas entidades, em cada gesto, em cada expressão, em cada segmento corporal. E as vi transitando em lugares que pareciam exclusivos da outra. Vi tanto o sensível na casa do inteligível, quanto o inteligível ocupando freqüentemente a casa do sensível. Vi como convivem, como dependem um do outro, como constantemente se con-fundem. Nada vi que merecesse continuar prestigiando as teorias que sempre apregoaram a separação entre o sensível e o inteligível, entre o corpo e a mente, entre a natureza e o espírito.

Foi como se eu revivesse uma experiência vivida muito tempo atrás, quando, nos fins de tarde, eu parava a meio do caminho na volta do meu trabalho e ficava olhando uma casa que eu queria que fosse minha. Não tinha magníficos detalhes que eu pudesse lembrar agora. Apenas recordo que era branca, com extenso gramado que ia até a rua. Lembro que era livre de muros e cercada de flores nas janelas, nas fronteiras da rua e dos quintais. Quem olha tanto para alguma coisa, acaba tornando-se íntimo dela, conhecendo-lhe muitos detalhes e até os hábitos. Cheguei ao ponto de ver como era a casa por fora e por dentro, de que e como foi construída. Creio mesmo que a habitei durante algum tempo. Foi quando ela me revelou seus segredos de areia, de tinta e argamassa. Vi tudo que já estava lá, desde o dia em que parei pela primeira vez para vê-la.

Assim é que são todas as coisas. Um pensamento, um belo discurso, mesmo esta teoria, por mais que os admiremos, o que tem por trás dessas coisas, só habitando-as, só olhando com muita atenção para conhecê-lo. Quem diria que um pensamento, uma bela idéia, são feitos de sangue, glândulas e nervos? Que toda boa idéia, ou mesmo uma péssima idéia, tem sua argamassa?

Todos os dualismos são um embuste. Embuste de teorias que, se não são cegas, vieram para cegar. Nenhuma teoria, por mais bem elaborada que seja, deixa de ser dualista. De ser um embuste, que se provará, mais cedo ou mais tarde, como dizia Chomsky, como sendo falsa (1987). Até os poetas têm problemas com as palavras, quanto mais os cientistas!

A idéia segundo a qual corpo e mente são entidades distintas e separadas, que a mente, o espírito ou a alma, são entidades superiores ao corpo, é uma idéia falsa. Resulta em teorias que não correspondem à realidade, essa desconhecida — no caso, nós mesmos. Não é mais que sintoma da dificuldade humana de fazer corresponder em teorias as experiências práticas vividas.

Os dualismos foram, na verdade, uma bela invenção. Afinal, os homens precisam viver, apesar de suas amarguras, de suas decepções e angústias. Os homens precisam viver, apesar de serem conscientes e saberem que vão morrer. Não sabemos o que se passará dentro de um minuto, apesar da inexorável certeza que todos temos sobre nossa morte. Não nos bastam as alegrias. Uma só vida é pouco. Os homens querem muito mais. Daí a invenção dos dualismos; por isso a separação entre o corpo e a mente. Mesmo que o corpo morra, esse corpo temporal, finito, material, a mente, a alma, o espírito ficariam para sempre, no tempo da eternidade.

As palavras, os pensamentos e as imagens são feitos de carne e osso, além de lhes servirem de revestimento. As palavras e as imagens podem ser muito bonitas, como aquela casa com gramado e pintada de branco. As palavras são a casa construída, não a construção. As teorias não revelam como são por dentro, a não ser que aprendamos a vê-las, a não ser que as habitemos. E vendo as teorias e prestando atenção nas palavras, e voltando-se sobre as próprias imagens, é que se poderá ver de que e como são feitas. O que eu vi e ouvi, depois de ficar muito tempo atento ao que não me revelavam, foi que todas as representações são feitas do mesmo tecido com que se teceram minhas mãos ou meu coração. Pensamentos também são de carne e osso. Não eram só os sentimentos que moravam no meu coração, ou no meu fígado, mas também minhas idéias. Por isso é que passei a me perguntar insistentemente: como se apresentam, no homem, o sensível e o inteligível? Será que vivem separados, cada qual no seu canto, por fronteiras intransponíveis? Será que o inteligível mora no espírito e o sensível no corpo?

Eu prosseguiria nas especulações se não tivesse ido a campo observar mais de perto como essas coisas se passam nas ações humanas. É muito difícil ver o corpo no pensamento; é muito difícil ver o pensamento na prática corporal. Mas ser oculto não quer dizer inexistente. Assim como eu vi a argamassa na beleza da casa, creio que poderia ver o inteligível e o sensível se con-fundindo na ação corporal.

Depois de algum tempo argumentando contra o embuste da divisão corpo-mente, passei a descrever três estudos realizados com crianças, que tinham todos o objetivo de desvelar essa fraude teórica de manter as pessoas acreditando terem um corpo comandado por uma mente, ou um espírito superior. A idéia era mostrar a co-existência do sensível e do inteligível em cada uma das ações analisadas.

No primeiro estudo examinei as igualdades e diferenças em crianças chutando a gol num jogo de futebol. Filmei e analisei gestos aparentemente iguais, sobre os quais, à primeira vista, poder-se-ia afirmar a igualdade, e revelei as diferenças. Inverti o processo: a diferença que era buscada ao início tornou-se a mais freqüente. E, à medida que os movimentos eram descritos e analisados, a igualdade rareava. Pude mostrar que a igualdade era, no fim, uma visão do espírito, mas um espírito encarnado, sensível, que enxerga aquilo que os olhos propriamente ditos não poderiam ver. Pude mostrar também a originalidade de cada gesto, as articulações próprias e únicas de cada sujeito, e o papel da motricidade durante a ação do sujeito. Não importa se mais ou menos importante que o papel do cérebro ou da mente. O cérebro pode representar ações por imagens; a mão pode pegar, bater, arremessar. Mas isso não importa. Pensar não é mais importante que acariciar. O cérebro representa o que a mão pega, e a mão pega o que o cérebro representa.

Mais adiante realizei uma analogia entre os gestos humanos e um quebra-cabeça chinês chamado de Tangran. Esse quebra-cabeça é um jogo composto por sete peças geométricas, com as quais se deve compor uma figura que é apresentada como um modelo em negro. Um *puzzle* sem divisões. Na ação corporal também temos nossas sete peças: cabeça, braço direito, braço esquerdo, tronco, quadril, perna direita e perna esquerda. São peças movimentadas por tensões e relaxamentos. Mas o tangran humano não é um jogo matemático. Se no tangran chinês o resultado deve ser sempre o mesmo, na ação humana ele terá sempre que ser diferente e, às vezes, a maior prova de inteligência de quem o pratica é ser diferente do modelo.

Para mim, argumentar sobre o inteligível na ação corporal já é argumentar em contrário aos dualismos. Preferi, apesar disso, argumentar também em favor da sensibilidade do espírito.

O terceiro estudo foi uma conseqüência dos dois anteriores. Nasceu meio que por acaso. Observando os filmes para escolher as melhores cenas para utilizar nos dois estudos anteriores, surpreendeu-me verificar crianças, aparentemente em desordem, executando tarefas difíceis para elas. Como podiam aquelas crianças, sem qualquer organização determinada, articular-se tão bem entre si? Realizavam uma variação da brincadeira de pular corda que exigia coordenações extremamente complexas. No entanto, não seguiam qualquer ordem previamente determinada. Haveria ordem naquela desordem? Foi o que vi ocorrer. De fato, havia ordem naquela desordem, e até uma ordem não prevista nos cálculos probabilísticos que fizemos. Por outro lado, para contrapor essa análise, recorri a uma outra cena em que as mesmas crianças realizavam essa variação do pular corda, porém, organizadas em duas colunas. Portanto, aparentemente em ordem. Entretanto, nessa ordem também havia desordem. Foram muito poucas as vezes em que as crianças mantiveram a ordem inicial preestabelecida. Não deixaram de brincar, e de fazê-lo em ordem, mas não naquela ordem sugerida pelo professor ao início.

Os estudos realizados serviram, portanto, para argumentar em favor da tese de que sensível e inteligível são entidades que habitam o humano; um humano corporal, um humano de carne e osso. Os estudos serviram como recurso que se somou aos argumentos teóricos anteriores e posteriores em favor da tese de que sensível e inteligível se confundem no humano; a tese de que ambos são integrantes de um sistema maior, do qual são subsistemas. Todo este estudo, enfim, é um argumento em favor da idéia de que sempre foi, e sempre será, impossível compreender o homem a partir dos reducionismos. De que a idéia simples de compreender cada pedaço para compreender o todo em seguida terá que ser enterrada. Se se quiser compreender o homem, as velhas tradições dualistas precisam ser superadas.

Neste caso, minha contribuição resume-se a apresentar uma análise da motricidade humana. Na ação corporal, as sínteses são mais visíveis e os dualismos mais denunciáveis.

CAPÍTULO I

NOVOS OLHARES SOBRE O CORPO

O corpo é sempre ressuscitado. Embora deixado ao largo da história pelo racionalismo humano (que produziu o inteligível sem corpo), ele reaparece sempre, nem que seja na cruz, na fogueira, ou nos campos de batalha. O homem deixou de ser *Habilis* para ser *Sapiens*, talvez porque tenha sido *Faber* ou *Ludens*. O que teria ocorrido então? Há muitos pontos obscuros na história de nossa espécie, um deles, a tentativa, sistematicamente fracassada pelas imposições materiais, de abandonar o corpo. Mesmo que a mente e o espírito fossem entidades que pudessem pairar no ar, teria que ser no oco de algum corpo, jamais desvinculadas dele.

O animal coletor, que passava toda a sua vida procurando e digerindo brotos e frutas, um dia comeu carne, domesticou animais e plantas, construiu cidades, fabricou artefatos e inventou a liberdade de ficar livre para nada fazer, para simplesmente sonhar, imaginar outras vidas, outros mundos; para sonhar com a imortalidade. O corpo — a denúncia da vida e da morte — tinha que ser deixado de lado. Como corpo nascemos, nos reproduzimos e morremos. "Somos filhos do sexo e da morte" (Ruffié, 1988, p. 15). Somente a alma poderia ser imortal. Sendo mortais, nunca completaríamos nossos projetos. Começou a nos atormentar uma carência incurável. Nosso destino nunca se completa. Parecemos imbuídos de uma missão que não acaba por aqui. Seria preciso mais que esta vida para terminarmos o começado. Somente a imortalidade nos curaria desse vazio impreenchível.

Tenhamos compaixão pelo homem e por seu desespero ante a morte. Ele precisa acreditar nas entidades além do corpo: na alma, no espírito, na mente, enfim, em todos os possíveis sobreviventes da tragédia humana. Para ser livre das injunções comezinhas da sobrevivência diária, o homem precisaria tornar-se livre também do corpo. Confortou-se, embora duvidando, com as promessas do céu, ainda que não se livrasse do inferno. Mas, das agruras domésticas do cotidiano, nunca se livrou de fato. Continuamos todos, de uma certa forma, escravos da sobrevivência, que denuncia a presença forte do corpo. Mesmo que um dia a sociedade abra mão dos escravos, ainda assim não sobreviveremos sem corpo. Viver com corpo e sem escravidão será um belo desafio para uma espécie que se pretende humana.

> "Contudo, a espécie humana é a única para a qual a morte está presente durante a vida, a única que faz acompanhar a morte de ritos fúnebres, a única que crê na sobrevivência ou no renascimento dos mortos." (Morin, 1970, p. 13.)

Creio, realmente, que todas as tentativas do homem de escapar aos seus limites corporais nasceram de sua consciência da morte. Tudo o mais seriam derivados. É certo que o corpo morre; é nossa única certeza. Não há como escapar da morte sendo corpo. "A substituição das antigas gerações pelas novas constitui a segunda condição que permite à evolução seguir o seu caminho." (Ruffié, 1988, p. 22.) Como corpo, é necessário morrer. Então, que não o sejamos mais. Que o corpo seja apenas nossa morada provisória, nosso finito de paixões irrealizadas. Que o definitivo seja a alma. Que ela dure para sempre e nos remeta, de preferência, ao paraíso, onde poderemos nos completar.

De lá para cá, desde que o homem descansou de procurar comida e de comer, por instantes que fossem, que não parou de planejar a vida eterna. De lá para cá, o corpo, sistematicamente torturado, morto, crucificado, não parou de ressuscitar. Mesmo as chamas da fogueira não o consumiram de todo. Renasce insistentemente das cinzas e sangra; fere nossos olhos com seu brilho e nossos ouvidos com seus gritos. Porque, afinal, não há como não sofrer diante da idéia, talvez definitiva, de que somos um corpo. De que somos matéria, carne perecível e de que, se temos que ser felizes, temos que sê-lo por aqui mesmo. O corpo denuncia nossa efêmera passagem pela terra. Tememos, como afirmou Morin, a decomposição da matéria, que não seria mais que o terror da perda da individualidade. Temor que começa cedo, na criança. Segundo Edgar Morin, "... É a partir do momento em que a criança toma consciência de si mesma como indivíduo que se sente preocupada com a morte" (p. 34).

Podemos estar enganados e a imortalidade seria, quem sabe, até de um outro tipo. Ela pode ser a eternidade, que não contempla cada homem, mas o homem. Porque os homens não buscam a salvação coletiva. Insistem na salvação individual. Querem que a eternidade olhe para cada um de nós. Seremos, sim, eternos: terra, fótons, *quarks* e átomos, alimentando vidas, vagando no universo, mas não como eu, como tu, mas como nenhum de nós, como o eu e o tu desfeitos, diluídos, despersonificados. Pagamos em entropia a extrema complexidade que somos. No jogo da vida, não só não ganhamos, como perdemos alguma coisa em cada ação, por mínima que seja. Mesmo que não nos mexêssemos, o gasto de energia de ficar parados nunca poderia ser reposto totalmente. Até que tudo se acaba, para que outras vidas recomecem de onde paramos. Ou, nas palavras de Ruffié, "a sexualidade permite uma verdadeira ressurreição. Geneticamente falando, é a única resposta à morte" (1988, p. 221). É com o que não nos conformamos.

A imortalidade da morte

Se não se pode vencer a morte, que nos preparemos para o que vem depois dela. De preferência, que chamemos esse depois de "a verdadeira vida". Esta nossa frágil e efêmera vida corporal torna-se, conseqüentemente, uma permanente preparação. Não é por outro motivo que os homens chamam suas etapas de vida de preparações. O homem é pré-natal, é pré-escolar, é pré-púbere, é pré-universitário... Nunca termina essa sua preparação, ou melhor, só termina com a morte. É então que começará sua vida, sua verdadeira vida, a esperança que consola.

Não é de hoje a crença do homem na imortalidade. Tão antiga, provavelmente, quanto a idéia que tem de si mesmo. De si mesmo como ser mortal, cuja morte se confirma na morte de cada um dos semelhantes mortos. Daí vem o cuidado com os mortos, desde os povos mais antigos. Morin, a quem já devemos tanto, quando enveredou pelo reino tenebroso da morte, escreveu que "não existe praticamente qualquer grupo arcaico, por muito 'primitivo' que seja, que abandone os seus mortos ou que os abandone sem ritos" (p. 25). Não muito diferente do que ocorre ainda hoje entre as sociedades ditas civilizadas. Nem que seja uma única vez ao ano, no Dia de Finados, reverenciamos nossos mortos. Uma afirmação de nossa crença na imortalidade da alma. Nesse ponto, Morin lembra Bachofen, que nos adverte para o fato de que "se tem construído mais para os mortos do que para os vivos" (197?, p. 29).

Não pretendo reviver a morte e a imortalidade neste estudo, mas apenas chamar a atenção para nossa negação do corpo, desse corpo que perece, desse corpo que é visto no outro como a matéria que apodrece e que não tem tempo de realizar nossos sonhos. Minha curiosidade se aguça apenas em relação à rejeição do corpo, à criação e valorização de entidades extracorpóreas. De entidades que sobreviverão à tragédia carnal.

Se fôssemos apenas espécie, como o são outros animais, mesmo pressentindo a morte, não aspiraríamos à imortalidade. A perda de um exemplar não acarreta o pranto, o desespero, a dor. Mas, por isso o homem é diferente: é consciente da morte. Conquistou a individualidade, à medida que sabia de si mesmo e de sua finitude. O homem rompeu com a espécie. O que sabemos é o que cada um sabe, e muito pouco o que a espécie nos dispõe ao nascimento. A morte se antagoniza com nossa individualidade e por isso sentimos horror diante dela.

"Esse horror engloba realidades aparentemente heterogêneas: a dor do funeral, o terror da decomposição do cadáver, a obsessão da morte. Porém, dor, terror e obsessão têm um denominador comum: a perda da individualidade." (Morin, p. 31.)

Acho muito ilustrativo desse tema a história de Bastian, o herói menino do livro de Michael Ende que vive em suas aventuras o desejo de conviver com uma comunidade absolutamente coletiva (1985). Procurava um povo que vivesse exclusivamente para o coletivo, cansado que estava do individualismo. Encontra esse povo nos Skalnari. Subitamente, enquanto os ajudava em seu trabalho diário de navegar sobre um mar de névoas, um dos Skalnari é arrancado de seu trabalho por uma gigantesca ave e levado aos ares. Todos fogem à visão da ave, mas, uma vez passado o perigo, retornam sem dar pela falta do companheiro. Surpreso, Bastian lhes indaga sobre a tragédia do amigo, mas ninguém sabe do que ele está falando. A morte de um deles não lhes dizia nada, pois o indivíduo não existia; somente o povo, a espécie, lhes fazia sentido.

A individualidade, o homem a constrói, e a vem construindo há muito. O horror diante da morte é a afirmação da individualidade sobre aquilo que a nega. Tanto que nos horroriza não só a idéia de nossa própria morte, mas também a de entes queridos.

"A violência do traumatismo provocado por aquilo que nega a individualidade implica, portanto, uma afirmação não menos intensa da individualidade, quer seja a nossa própria ou a do ente querido ou chegado. A individualidade que se revolta perante a morte é uma individualidade que se afirma sobre a morte." (Morin, p. 34.)

Se não soubéssemos que iríamos morrer! Mas como, se isso significaria renunciar ao próprio entendimento das coisas. Refletir, ter consciência, conquistar o símbolo, raciocinar, é ter também a consciência da morte. E que isso tenha gerado cultura e progresso, não temos dúvidas. Mas que, pelo menos, nossa morte esteja distante, que seja acidental, que acometa somente os outros. Quanto mais distante, mais estaremos preparados. Se a velhice é a preparação para a morte, queremos ficar muito velhos, para a "semente", como se dizia no meu tempo de menino. Mas a consciência da finitude é terrível. Como pacientes terminais ou como condenados à morte, vivemos em terror. Doria comenta esse fato em sua psicanálise do cotidiano, afirmando que

"O que mais horroriza o condenado à morte (e a nós, se nele nos identificamos), após seu julgamento e condenação, é a 'certeza' de sua morte. Com certeza menos horror lhe causa o sofrimento possível (e às vezes previsto) na execução..." (Doria, 1972, p. 149.)

Diante da idéia da morte, vacilamos, acovardamo-nos e, de certa maneira, chegamos a nos sentir felizes por não termos sido nós os escolhidos. Escapamos da catástrofe. Que sorte! Apesar de terem perecido dezenas ou até centenas de outros com os mesmos direitos à vida que nós.

"A carne é o inimigo, o refúgio da morte, o chamariz perpétuo da ira de Deus." (Fontanella, 1985, p. 15.) É porque a vida, de que o corpo é exuberante, contém a morte. Negar o corpo é negar a própria vida, mas é conquistar a imortalidade. A alma habita o corpo, mas não é o corpo e pode seguir vivendo quando ele perece. Demoraremos muito ainda para aprender a conviver com vida e morte ao mesmo tempo, a conviver com nossa realidade corporal, que é nossa realidade mortal.

Investimos em todas as práticas e idéias que investem contra a morte. Andamos investindo na religião como agora o fazemos na ciência. A medicina cura nosso corpo e nos remete para a esperança de que ele possa vir a suportar seus desígnios irreversíveis. O sucesso da medicina entre nós pode se dever, em parte, à esperança, sempre renovada, da vitória sobre a morte. Isso porque o desejo de vencê-la, que atualmente se resolve pela atribuição de uma vida além desta vida, se resolveria melhor se não morrêssemos: viver para sempre como somos, para que pudéssemos realizar nossos projetos ainda em vida. E, se conseguíssemos viver para sempre com este corpo, tanto melhor. Então, toda a nossa filosofia se repensaria.

Temos aí, possivelmente, uma certa nostalgia, de que todos padecemos, de termos sido imortais um dia. Nossos primeiros ancestrais, as bactérias, ou protocariotas, eram imortais.

> "Tendo atingido um certo tamanho crítico, uma célula se divide em dois descendentes idênticos, mas de volumes menores, passando a crescer até que, por sua vez, se dividem. Nada, nesse processo, lembra qualquer intervenção sexual. Para se reproduzir, a célula bacteriana 'se vira' sozinha: ela não apela para um parceiro. O mesmo indivíduo, indefinidamente reproduzível, de alguma forma goza da imortalidade." (Ruffié, 1988, p. 13.)

Somente acidentes os matariam, mas eles continuariam como outros, que eram eles mesmos.

A imortalidade, de certo modo, tem sido conquistada pelo homem. Tem sido, inclusive, privilégio de certas classes sociais e acessível somente à custa de imensos sacrifícios para outras. Como bem lembrou Morin:

> "Nessas condições, o cristianismo proporcionou, por um lado, às classes pobres a consagração da sua aspiração à individualidade com uma imortalidade que estabelece a verdadeira democracia nos Céus e, por outro lado, aos ricos o apaziguamento do seu medo da morte. A sua simplicidade ritual e mística adapta-se melhor do que qualquer outra às necessidades elementares das massas e à religiosidade enfadada das elites." (p. 204.)

O cristianismo consagrou as aspirações à imortalidade, tanto das classes dominantes como das dominadas, mas sempre à custa da renúncia ao corpo.

Os senhores sempre tiveram mais direito à individualidade e à imortalidade que os escravos, os patrões mais que os empregados, os intelectuais mais que os analfabetos, os governantes mais que os governados.

"A cultura do amo não se expande senão com base na incultura do escravo. A história do desenvolvimento do individualismo efetua-se, na realidade, com base em e mediante a mais brutal desindividualização de outrem. A história da cultura baseia-se no mais atroz barbarismo." (Morin, p. 50.)

Aos homens ainda não se ofereceram alternativas à imortalidade que não através do horror à perecibilidade do corpo. Os senhores, no entanto, podem fazê-lo gozando amplamente os prazeres da carne. Aos escravos e trabalhadores braçais, a miséria em troca do céu prometido. Nem a morte, e sua irmã, a imortalidade, abraçam igualmente pobres e ricos, nobres e servos. Os mais humildes terão sempre que conquistá-las a duras penas, se lhes restar corpo para isso.

"A morte vai, portanto, estender-se, afirmar-se, de acordo com o movimento fundamental do progresso da individualidade, que se efetua inicialmente nos amos-não-especializados, mas que se democratiza depois, sob a ação dialética da luta de classes, da expansão e da circulação econômicas e ideológicas." (Morin, p. 52.)

Poderíamos não morrer, se não envelhecêssemos, se escapássemos aos acidentes. Não perdemos a esperança de nos perpetuarmos com nossos corpos. Se encontrássemos a fonte da juventude, poderíamos viver, e viver como somos, jovens, fortes, plenos de poderes e de prazeres. Viver na certeza, diferente de viver na esperança de uma vida que nos aguarda depois da morte.

A certeza de não poder viver como somos, como corpos, nos faz revoltar-nos contra o corpo, contra nós mesmos. Odiamos nossa condição corporal, que é nossa condenação à morte. Nossa certeza sobre a morte constitui nosso desespero, o espaço da dúvida sobre a morte, por menor que seja, constitui nossa esperança, e boa parte do humano que somos.

A realidade corporal

O corpo, inevitavelmente mortal, não está morto. E sem ele nada se pode fazer aqui onde habitamos. Somos locomotores. Diferentes dos vegetais que, onde nascem, permanecem. Não conhecemos a fotossíntese. Somos seres motores, corpos locomotores.

As mentes não habitam cadáveres. O homem não é um zumbi inteligente. Nosso planeta é a Terra, onde não existe forma possível de expressão que não seja motora. Pela corporeidade existimos; pela motricidade nos humanizamos. A motricidade não é movimento qualquer, é expressão humana.

O divórcio do sensível com o inteligível rompe com a harmonia da vida humana. Que futuro há para o humano nesse divórcio? Teremos que viver, e viver como corpos mortais. Se não conseguirmos, talvez não seja o caso de ficarmos por aqui. Baratas e outros animais foram muito bem-sucedidos e ficaram. Para sobrevivermos, nosso aparelho cognitivo terá que dar provas de extrema competência. Provas que, até agora, não foram convincentes.

Nossa história é uma história de domínio do intelecto sobre o corpo, do senhor sobre o escravo, do patrão sobre o trabalhador. Ou seja, sempre de separação entre o corpo e a mente. Vivemos de explorar nossos semelhantes e submeter o trabalho corporal ao intelecto.

A mente, o espírito, a alma, essa entidade fluida e mágica que toma tantos nomes, defende-se do alto de seu trono, de onde orienta discursos para provar sua superioridade e a de quem os profere. Nem na ciência encontra provas de sua tese, mas argumenta com força e pela força se impõe. Procura extirpar a emoção do discurso para que não atinja o sensível (de que o racionalismo exacerbado das academias dá prova incontestе). Teme a poesia e a ação corporal.

Muito cuidado, porém. Mostrado assim, o corpo aparece como vítima, e como vítima, não tem salvação. Seria apenas mais um entre os muitos discursos sobre o oprimido.

No entanto, precisamos observar que, mesmo depois de tanta tradição racionalista, espiritualista, empirista, continuamos sem conseguir superar nossa condição concreta de seres de carne e osso. Sinal de que se reage à dissecação. Nossa condição corporal é sempre presente. Por mais que se movam guerras santas contra ela, o corpo está aí, mais vivo que nunca. Apesar da história, que é contada pelo inteligível. A história do homem é a história de seu intelecto, isto é, do intelecto que conta a história. É a história de um dos pedaços. Lendo-a, parece que o corpo nunca passou de veículo, de meio de transporte, aprisionado às rédeas do espírito.

A filosofia e a ciência buscam provas da superioridade do espírito. Mas, apesar de tudo, o corpo resiste. Como nunca, reivindica sua existência. A ciência contemporânea, com todo o seu poder e todos os seus acordos com o poder, jamais deu provas da existência de entidades que escapam ao corpo. Sabemos da existência de um cérebro, de um coração, de um fígado, mas não provamos que a inteligência, o amor ou a raiva se localizam fora da realidade material.

Não faço deste um espaço para discutir a existência ou não de entidades espirituais, mas posso dizer que neste nosso planeta qualquer manifestação é corporal. Porque o corpo é nossa realidade terrena. Uma realidade que se prova pela motricidade. Se há um sensível e um inteligível, um cérebro e um espírito, estão todos integrados numa mesma realidade. Nada significariam, sequer seriam, fora da totalidade que os integra.

Mas nossas palavras nos traem. Os discursos em oposição ao dualismo denunciam freqüentemente o dualismo do discursador. É por isso, como escreveu Fontanella, talvez padecendo do mesmo mal, que "... todas as tentativas de unificar conceitualmente o homem estão fadadas ao fracasso" (1985, p. 13). Creio que a síntese é a atividade motora. Quando começa a pensar e falar, o homem começa a dividir. Não sei quando o raciocínio aprenderá a não separar, mas, até lá, todos os nossos escritos padecerão do mesmo mal, como o próprio Fontanella denuncia em autores como Merleau-Ponty, Claude Bruaire e Gabriel Marcel, e eu diria, sem receio, em qualquer outro autor, inclusive eu mesmo.

Uma questão precoce

Creio que não se passou apenas comigo, mas com muitos meninos da minha idade menina. Era freqüente eu me perguntar sobre o corpo. Eu não era meu braço, eu não era minha cabeça, não era minhas pernas ou meu coração. Então quem era eu, se no fim desse inventário nada sobrava, a não ser uma idéia muito difusa que me ensinavam em casa, na escola, na igreja? A idéia de que esse eu não era esse corpo. Respostas que iam da imagem e semelhança de Deus ao conceito de alma. Na verdade, ninguém sabia explicar. Eu era mais ou menos um espírito que controlava o corpo que eu interrogava. Mas não exatamente um espírito, pois o espírito também não era eu.

Ainda hoje faço as mesmas perguntas. Ainda hoje, quando as faço, não sobra nada, mas já posso interrogar também sobre o espírito, a alma, a mente. Se eu não era os braços e as pernas, hoje também não sou espírito. Restaram duas questões: ou não sou nada disso, ou sou tudo isso ao mesmo tempo. "Eu não sou minhas mãos, ou minhas pernas", também dizia Francisco Doria (1972, p. 104). Mas ele adiantava uma resposta, talvez por persegui-la com mais tenacidade que eu: "Sou 'mais que', inclusive, a sua soma" (1972, p. 104). De minha parte, continuo sem as respostas, mas prefiro buscá-las na idéia de totalidade. Não nego, porém, que Doria foi longe na sua psicanálise, e me permito citá-lo ainda um pouco, para que me auxilie na busca:

"Empiricamente mesmo, o corpo é um horizonte. Posso separar suas diversas partes: a cabeça, os membros, a pele, o interior do corpo, os órgãos, o esqueleto. Separar significa: contra-por a mim mesmo. As diversas partes de meu corpo, embora minhas, estão a mim contra-postas. Há uma síntese irrevogável que conecta a mim minhas mãos, pernas, síntese que vivo brutalmente na experiência da dor. Mas essas partes de meu corpo, embora a mim pertencentes, estão a mim contra-postas." (1971, p. 104.)

No entanto, se me permite o autor, o corpo continua sendo dele (do autor). O que o faz (o autor) responsável por esclarecer sobre si mesmo, esse dono do corpo que, inevitavelmente, todos somos num momento ou noutro. "Eu sou meu. Sou dono de mim mesmo."

Para poder continuar perseguindo respostas, temos que encarar nossa realidade corporal. Assusta-nos pensar na poesia, na arte, nos sentimentos e pensamentos encarnados. Uma poesia emanando do corpo, pensamentos que saem do espírito tanto quanto do cérebro ou das mãos. Muito estranho para a forma como nos ensinaram a pensar. Mas, por quê? Por que essa realidade corporal que somos nós não poderia produzir poesia? Seres de carne e osso não podem formular pensamentos superiores? É que nos assusta a identificação com essa realidade corporal que crivaria de dúvidas nossa fé na imortalidade do espírito. Afinal, essa matéria apodrece e nenhum de nós quer apodrecer com ela. Temos que abandoná-la ao seu destino menor. E a vamos deixando, devagarinho, desde que vamos deixando de ser crianças.

Foi uma surpresa, para mim agradável, ter encontrado quem compartilhasse comigo dessas idéias e sentimentos. Eu estava lendo um livro de Carl Sagan, *O romance da ciência*, quando fui surpreendido pela coincidência. Ele dizia lá no seu texto:

> "Pessoalmente, eu me sentiria deliciado se houvesse vida após a morte — especialmente se me fosse dado continuar a aprender a respeito deste mundo e de outros, e se tivesse uma chance de conhecer o resultado da história. Mas também sou cientista, de modo que penso em outras explicações possíveis." (1989, p. 316.)

Eu também, como todos os mortais humanos, gostaria de escapar à morte, mas não pretendo fazê-lo à custa de minha realidade corporal. Prefiro viver exaustivamente minha realidade terrena. Cresci com as respostas da igreja, da escola e da minha casa; que não eram respostas. Não deixei de ser corpo por causa delas. Quero o *status* de humano para o corpo, meu eu definitivo e não minha morada provisória. Penso às vezes que seria bom colocar temporariamente em suspensão o céu, até que possamos aprender a viver na nossa morada terrena. O que veio antes ou virá depois tem que ser pensado em outras circunstâncias, em outro sistema, com outros referenciais. O que veio antes ou virá depois já não serei eu. Minha realidade se completa aqui. E nem por isso não posso ser feliz. E nem quero tomar como única opção possível, em contrário aos dualismos, provar que nada há além da morte, isto é, que não existem os mistérios proclamados pelas religiões e pelos sensitivos de toda ordem. De minha parte não pretendo provar nada em contrário a outros mundos. Nem me é dado o direito de desacreditar os que acreditam nisso. Mas é preciso que se compreenda que determinadas pessoas voltam suas preocupações para instantes mais terrenos, para nossa vida material sobre a Terra. Podemos pensar o homem como constituindo uma unidade que integra inclusive os mistérios. É uno porque integra partes diferentes, irredutíveis umas às outras, e não porque seja tudo uma única e mesma coisa. Até porque cada parte que integra o homem só pode ser reconhecida em suas diferenças quanto às demais. O que faz uno ao homem é seu caráter de sistema, no qual as partes não se confundem, mas precisam umas das outras para existir. E não avanço mais do que isso, porque minha realidade é limitada... e limita minha compreensão. O espírito tem as fronteiras do corpo e de suas relações possíveis. Nunca nos levou além disso. A teoria da relatividade versa sobre a experiência material de viajar por este universo.

Não tenho que morrer numa fogueira por querer dizer que sou corpo. Para mim, o corpo produz tanto a bílis como a poesia, que o mesmo é dizer de fezes e filosofia. Tudo é igual e diferente de tudo. Tudo faz parte do mesmo todo. Quando se trata de correr, de suar, de carregar pesos, é o corpo que o faz. Para refletir, calcular, tocar uma sonata ou esculpir no mármore, aí entra em cena o espírito, o dono do corpo? O corpo transporta a criança à escola e quem aprende é o espírito?

Nada do que digo se prova, mas não posso deixar de considerar inverossímeis as versões espirituais do homem. Nada ressoa mais forte de tais teses que o arbítrio de quem as formula. Considerar arte, poesia e ciência como produções de nossa realidade corporal é resistir a séculos de tradição e de farsa intelectual. Se o corpo tem tantos defeitos e fraquezas, há que se imputar um à mente: a mentira. A mentira da divisão corpo/mente aparece sempre, em todos os momentos, em todos os lugares, até mesmo neste texto, que não escaparei a ela.

O corpo na medida certa

Sensível é o nome com que vimos batizando o corpo aqui. Inteligível é o nome do intelecto, sendo que, neste estudo, é também o nome do corpo. Ou seja, sensível é o segundo nome do inteligível, assim como inteligível é o segundo nome do sensível. O corpo é o sensível e o inteligível. Na nossa tradição intelectual, o corpo não é tratado como inteligível e o espírito não é tratado como sensível. Temos passado tanto tempo pensando assim que se tornou difícil reconhecer mesmo o sensível do corpo ou o inteligível do espírito. Creio que o dualismo estabelecido pela nossa tradição intelectual prejudicou a sensibilidade do sensível, tanto quanto prejudicou a inteligência do inteligível. Parece-me que o incremento da inteligência do inteligível depende tanto da sensibilização do inteligível quanto a sensibilização do sensível depende da inteligificação do sensível.

Tempo houve em que o sensível é quem tinha que resolver os problemas da sobrevivência imediata. O raciocínio nascia. E fê-lo bem — aqui estamos a escrever. Como pôde a motricidade resolver os problemas se não era ela o inteligível? Sem dúvida que uma das diferenças marcantes do homem, entre os animais, é seu cérebro e seu espírito. Mas não teríamos sobrevivido sem a motricidade, sem a sensibilidade. Portanto, esse sensível teve que ser inteligível. E mais: não se aposentou com a integração, ao nosso sistema, do raciocínio. Um não parou para o outro continuar. Um não cedeu lugar ao outro. Talvez, até mesmo o sensível tenha abdicado voluntariamente em favor da razão para que a espécie sobrevivesse. Para Fontanella, a descoberta da razão se deu ao preço do corpo (1972, p. 14). Mas um não deixou de ser o outro. E o corpo reclama a volta do sensível.

Não quero passar a impressão de que, antes da ascensão hierárquica do espírito, éramos dotados de mais sensibilidade que hoje. Ou que essa sensibilidade foi se deteriorando com o crescimento do inteligível.

Provavelmente, ao tempo em que a inteligência simbólica pouco participava das ações humanas, nossa sensibilidade defendia-nos. Era suficiente para manter-nos alerta, para atacar e defender, para reproduzir, e assim por diante. Sabemos alguma coisa da construção de instrumentos rudimentares e da organização coletiva de nossos ancestrais. A inteligência representativa entra em cena para acrescentar ao corpo mecanismos mais desenvolvidos de adaptação e sobrevivência. Certamente porque os problemas de adaptação da espécie tornaram-se mais graves. Antes disso, a postura ereta, a liberação das mãos e do olhar, já elevavam o homem à categoria de espécie muito inteligente. E a inteligência crescente, sem dúvida alguma, aumentou a sensibilidade humana em alguns aspectos. Não podemos ignorar o crescimento da poesia, da música, da pintura ou do esporte. Ao mesmo tempo, porém, alargava-se a cisão entre o espírito que crescia, de um lado, e o corpo que crescia, de outro.

Da mesma forma que não nego o crescimento do sensível, suponho que ele, como o inteligível, teria crescido mais sem essa cisão. Ambos perderam com a separação. O homem de hoje não é tão sensível quanto poderia ser se corpo e espírito não andassem separados no nosso modo de pensar. Assim como o homem seria mais inteligente se o corpo não tivesse sido rebaixado à condição de subalterno do espírito. Portanto, se essa hierarquização é falsa, nem espírito nem corpo ganharam com isso. Nada ganhamos com isso. Mas não posso deixar de compreender que, num determinado momento da história, o recurso à inteligência representativa salvou o homem da extinção. É possível que, para sobrevivermos em determinado momento da nossa história, o inteligível tenha sido especialmente exigido. Daí não surpreender que tenha sido supervalorizado. Diante do medo da morte, do desejo de dominação, da aspiração à imortalidade, do desejo de perfeição, o homem encontra uma razão que se vai hipertrofiando e facilitando sobremaneira o corte.

Seríamos já suficientemente inteligentes para compreender os prejuízos que sofremos com a separação artificial do mesmo ser em corpo e espírito? Há sintomas de que isso está a acontecer. Será difícil empreendermos aventuras revolucionárias no rumo de uma sociedade humana sem restaurar o corpo que fomos esquecendo. Se nos vemos sensíveis à poesia, pouco nos importamos com tragédias que acometem diariamente populações inteiras, o que, de alguma forma, nos afeta profundamente sem que o percebamos. Há quem se derrame em prantos diante de uma bela pintura sem se deixar afetar por obras trágicas como a injustiça ou a guerra.

Por tanto tempo aceitamos como natural a superioridade do espírito sobre o corpo que qualquer afirmação em contrário nos choca. Como se se tratasse de uma lei da natureza, dentro da melhor tradição de se tratar como natural as nossas construções artificiais.

Para Stephen Gould,

> "a primazia do cérebro parecia tão óbvia e natural que foi antes aceita como um dado do que reconhecida como um preconceito relacionado à posição e classe dos pensadores profissionais e seus patronos" (1987, p. 210).

Um preconceito que preocupava Engels ao nível das relações sociais. Ele chegou a afirmar que:

> "todo o mérito do rápido avanço da civilização foi atribuído à mente, ao desenvolvimento e à atividade do cérebro. Os homens se acostumaram a explicar suas ações por seus pensamentos, e não por suas necessidades... E assim, no decorrer do tempo, surgiu aquela visão idealista do mundo, a qual, especialmente desde a queda do mundo antigo, vem dominando as mentes dos seres humanos. E domina-os a tal ponto ainda hoje que mesmo o mais materialista dos cientistas da escola de Darwin continua incapaz de fazer uma idéia clara das origens do homem, pois, sob essa influência ideológica, não reconhece o papel que o trabalho representou nisso tudo" (1987, p. 210).

Atento a Engels, Gould, um neodarwinista, acrescenta:

> "Se levássemos a sério a mensagem de Engels e reconhecêssemos nossa crença na superioridade da pesquisa pura pelo que ela é — ou seja, preconceito social —, talvez conseguíssemos promover entre os cientistas a união entre a teoria e a prática de que um mundo perigosamente à beira do abismo como o nosso necessita com tanto desespero." (1987, p. 210)

Nunca vi um esfomeado fazer discursos num congresso sobre a fome. Nunca li uma tese sobre o trabalho escrito por um trabalhador braçal. Até porque, para fazer discursos e escrever, é preciso passar muito tempo na escola. Mas quem passa fome e carrega pesos não tem esse direito. Porém, os dirigentes, os intelectuais, os oradores e escritores de todos os tipos poderiam fazer um esforço maior para estabelecer vínculos entre a teoria e a prática. As explicações dadas pelo espírito referem-se, afinal, às coisas do corpo, o que, em última análise, deveria ser entendido como o corpo explicando a si mesmo: o corpo que é trabalho, o corpo que é arte...

O discurso verbal aprendeu a falar para intelectos. A motricidade fala uma linguagem, no mais das vezes, incompreensível ao intelecto. Decodificamos razoavelmente os sons, não os gestos. Populações inteiras falam com a motricidade e, mesmo que seus corpos gritem muito alto, não são entendidos pelos espíritos que habitam nos postos de comando. Nas escolas, os corpos infantis gritam por liberdade, por brinquedo, por carinho, mas os intelectos insensíveis dos corpos maltratados dos professores não são capazes de compreendê-los. Quando o homem fala, é o corpo falando. Parece que a linguagem verbal é tão poderosa que assustou o homem, a ponto de ele não se reconhecer falando ou pensando.

O centro da questão

Lembro-me de ter escrito certa vez, num texto que já perdi, que eu costumava, volta e meia, largar meus livros e sair por aí, tentando aprender diretamente com a natureza.

Posso dizer que não faltaram teorias sobre as divisões do homem em corpo, mente, espírito e alma. Algumas aproveitei, outras não. Não me esqueci, todavia, daquele meu texto perdido, e preferi passar parte do tempo por aí, olhando a natureza, vendo os corpos concretos, das crianças, dos adultos, dos velhos... olhando e tentando compreender.

Se corpo e mente não são, de fato, entidades distintas e separadas; se o sensível e o inteligível estão presentes no homem sem hierarquizações; se não há um que manda e outro que obedece; se, enfim, o corpo é uma entidade total, que integra todas as partes que compõem a vida possível no planeta que habitamos; então essa realidade deve se manifestar em cada ato de vida. Pode ser que não saibamos vê-la, mas, se existe, manifesta-se sempre que a vida se manifesta. E, quando a vida se manifesta, o faz corporalmente. Portanto, não seria necessário chamar de inteligível alguma entidade misteriosa que se esconde no interior do corpo, sem se con-fundir com ele. Ou chamar de sensível apenas o corpo rude, carnal, suado, que se excita nas relações com o mundo e obedece aos comandos do espírito.

Seria o caso, então, de verificar essa realidade, esse fenômeno, da divisão ou não do sensível e do inteligível. Fazê-lo olhando de perto como ocorrem. Fazê-lo observando as pessoas correndo, saltando, resolvendo problemas, pensando, sentindo...

Sei que nunca ninguém viu um pensamento. Que nunca ninguém viu um ato mental. Que, sempre que se pretendeu estudar o raciocínio, a consciência ou a inconsciência, observou-se o comportamento corporal. Pelo que as pessoas falavam, escreviam ou faziam, inferia-se seu comportamento mental. As crianças de Piaget eram classificadas em níveis de desenvolvimento cognitivo pelo que faziam para o pesquisador observar. Nunca ninguém soube exatamente o que Einstein pensou. Soubemos do que ele falou e escreveu a respeito de suas idéias, ou seja, conhecemos suas expressões corporais.

Nunca me permiti aceitar a idéia preconceituosa de que um grande músico ou pintor vale por suas idéias. O que seria mais importante em cada um deles? Seu cérebro, suas idéias, ou suas mãos? Qualquer uma dessas partes torna-se tão imprescindível no ato de criação e expressão que, na sua falta, não haveria música ou pintura. É preciso deixar as hierarquizações de lado. É hora de largar nossos preconceitos. As mãos do pintor não são iguais ao seu cérebro, é claro. Bastar olhar um e outro. Mas também não são mais ou menos importantes uma que o outro; são diferentes, mas igualmente importantes, e, se não cumprirem o papel que lhes é designado no sistema que integram, não há função, não há pintura.

Decidi que olhar crianças brincando constituiria uma oportunidade privilegiada para tentar compreender o fenômeno do sensível e do inteligível. Sei que a atividade corporal é sintética. Sei que começamos a separar quando percebemos, quando pensamos. Pensamos classificando e seriando, isto é, juntando o que julgamos igual e separando o que julgamos diferente. Mas quando nos manifestamos na ação, não há separação possível. A criança que salta, simplesmente salta. Ou será que se trata de um salto lógico, psicológico, ou sexual? Talvez social? Temos, no salto, a síntese do que somos. Poderíamos conceber um salto apenas inteligível? Ou, por ele ser uma atividade corporal, simplesmente um salto sensível, comandado por uma mente poderosa? Se a motricidade realiza a síntese do humano, essas divisões já não são possíveis. A criança brincando não é sensível nem tampouco inteligível. Se soubermos ver, estará lá, no salto, na corrida, na cambalhota, tanto o sensível como o inteligível. Como qualquer outra das categorias abstratas que roubamos à ação e utilizamos para colocar ordem na natureza. Sensível e inteligível são categorias de meu pensamento lógico, que eu criei, que eu abstraí de minha experiência de vida. Não são uma realidade do ato que observo. Não há igual e diferente na motricidade; não há antes ou depois, certo ou errado. E é isso que nos angustia. Esse corpo total, confuso, imprevisível, complexo que somos, ainda não pôde ser pensado.

Dividir é minha forma possível de viver, desde que inventei o símbolo. Não sei se serei sempre assim, mas, por enquanto, é assim que sou.

Neste trabalho, como se verá nos três estudos descritos logo adiante, encontrei diferenças na semelhança, ordem na desordem, desordem na ordem, inteligência no sensível e sensibilidade no inteligível. Encontrei, sobretudo, um sistema corporal que funciona surpreendentemente bem, sem precisar de um comando central incorpóreo. Descobri que, de fato, as partes são diferentes umas das outras: cérebro, mãos, fígado, braços e pernas, cada qual com suas peculiaridades, cada qual com suas funções. Mas não descobri como poderiam garantir a existência de cada movimento aqui observado se não se integrassem a um todo maior onde perdiam qualquer característica hierárquica. Em cada momento de realização havia um sistema organizado. Naquele momento, naquele sistema, cada parte era imprescindível. Talvez se pudesse fazer aqui uma analogia com o trabalho de um pintor. Nele, o que é mais importante: o seu cérebro, ou suas mãos? Poder-se-ia sempre dizer que, à falta de mãos, ele poderia realizar grandes obras com a boca. É porque teríamos

34

esquecido algo fundamental. Quando o pintor pintava com as mãos, vivia um momento em que o sistema em que se inscreviam mãos, cérebro, etc., era um. Se ele passasse a pintar com a boca, já se trataria de um outro sistema, organizado em função de outras circunstâncias. E então teríamos que mudar a pergunta: o que era mais importante: o cérebro do pintor, ou sua boca?

As totalidades sistêmicas sempre se inscrevem em totalidades maiores, das mais específicas às mais gerais. Para cada realização, um sistema particular tem que ser considerado: um sistema que integra suas partes, que tem sua população, que produz alguma coisa que não pode ser entendida fora dele.

Estou, portanto, falando de fenômenos que não podem ser entendidos, de forma alguma, fora das realidades sistêmicas. Podemos admitir a existência de um sensível diferente de um inteligível, inclusive, desde que não tenhamos a pretensão de compreender qualquer um deles isoladamente. Só se poderá compreender um pelo outro, isto é, dentro de um sistema maior, uma totalidade que os integra. Fora disso, já não fazem sentido, por mais que queiramos que tenham sentido.

Nosso dualismo peca pela raiz. Procurar compreender corpo separado de mente tem sido, na verdade, uma tentativa de afirmar a superioridade da mente, da alma, ou do espírito. Um reducionismo, típico de nossa tradição intelectual. Um fruto do desejo de que o corpo seja inferior. E já que quisemos tanto que o corpo fosse inferior, ele foi. Esquecemo-nos do que somos, da nossa natureza humana, corpórea, real. Entretanto, foi apenas uma ilusão. O corpo continua aí, presente, reclamando nossa compreensão, nossa lucidez, tentando sempre nos dizer que estamos iludidos. Às vezes o corpo até pede desculpas por ter sido tão atraído por sua capacidade de produzir as fantasias, as ilusões, os sonhos, a arte, a teoria. O corpo pede desculpas por ter inventado a mente, por ter inventado a alma, por ter inventado o espírito.

Uma resposta antecipada

Não se deveria responder a perguntas que não foram feitas ainda. No entanto, permito-me adiantar um início de resposta a uma questão que certamente se fará.

O corpo não é apenas a sede do sensível; é também a do inteligível. O inteligível se embebeda de sangue, suor e lágrimas tanto quanto o sensível. O ser que pensa é o mesmo que sente. O ser que pensa, sem o ser que sente, já não é o ser. Se um dos dois faltar, é o mesmo que faltar tudo.

Nas linhas que se seguem, como veremos, o corpo será vasculhado, e nele, a inteligência. Se o inteligível será desvelado, e se o será na perspectiva do corpo, inevitavelmente estarei fazendo a conexão entre o sensível e o inteligível, objeto deste estudo. O inteligível mora no corpo, mas não é livre para se mudar; nem pode ser despejado. Tantos já o viram nos discursos, nos escritos! Eu quero vê-lo no corpo, como Piaget já o tentou com os recém-nascidos, ou como Wallon e tantos outros. Mas, particularmente neste caso, eu gostaria de vê-lo no corpo, e não através do corpo.

Se o corpo é a sede do sensível, e se o inteligível pode ser descrito nas ações corporais, é porque sensível e inteligível se misturam, se confundem num todo maior, que aqui chamarei de corpo. Em alguns momentos estarei descrevendo o sensível onde apenas se via o inteligível. Noutros momentos, o inverso. Mas bastaria que mostrasse o inteligível existindo onde habita o sensível para que os descrevesse juntos, interligados, interdependentes, no entanto, irredutíveis um ao outro.

Sei que não são iguais, como sei que um coração não é o mesmo que um cérebro. Nem se trata de provar essa igualdade. Mas sei que nada são longe um do outro, desintegrados, divorciados. Apenas fazem sentido quando se solidarizam num todo maior que os integra, como a tudo o mais que nos faz existir: o corpo. É uma solução demasiado simples para o fenômeno humano: colocar de um lado o espírito e de outro o corpo, separando-os, dissecando-os, reduzindo-os a partes que não interagem. A questão humana vai muito além dos simplismos reducionistas da tradição científica clássica.

CAPÍTULO II

APRENDIZES DE COMPLEXIDADE

Pedaços de um mesmo tecido

Na razão inversa das limitações motoras com que nasce o homem, estão suas possibilidades cognitivas. Dizer possibilidades cognitivas implica dizer possibilidades afetivas, sociais, e assim por diante, pois que o homem é um só, feito de um mesmo tecido. Desconheço a existência de um homem biológico, diferente de um homem cognitivo ou social. Parente próximo de todos os outros seres do planeta, torna-se mesmo difícil distinguir suas diferenças quando comparadas as particularidades biológicas.

> "... os seres vivos se apresentam, quando estudamos a constituição de suas moléculas, curiosamente semelhantes. Todo o edifício da vida repousa sobre alguns elementos, sempre os mesmos, agenciados diferentemente segundo as espécies, e esse agenciamento não é tão diferente assim! As enormes diferenças anatômicas que se encontram no reino animal não são encontradas na química da célula, onde apenas pequenas variações se manifestam." (Gatty, 1986, p. 44.)

Parente próximo das pedras e das rãs, até a "... antiga distinção entre matéria inerte e matéria viva vai se desvanecendo gradualmente" (Reeves, 1988, p. 42). Diante de tais parentescos, que a química, a física, a biologia vêm descobrindo, como conseguimos tornar tão distante o homem biológico do homem social? O homem cognitivo do homem sexual? Com o homem corporal, no entanto, ninguém quer tratar, pois que nele não se distinguem na ação prática essas divisões. Nela se integram todos os homens que as várias formas de conhecimento distinguiram. No entanto, se do ponto de vista da química celular o homem nasce tão próximo dos outros seres vivos, quanto ao comportamento as diferenças são, por vezes, muito visíveis. Como nenhum outro animal, o homem nasce carente, desamparado, limitado fisicamente. Nasce um subanimal. Como pode um subanimal ao nascimento transformar-se em superanimal durante o crescimento? Sua motricidade é incomparavelmente inferior à dos mamíferos quando nascem. O homem descrito por Gehlen é

"... superado pela maioria dos animais na agudeza dos sentidos; tem uma carência, mortalmente perigosa para sua vida, de autênticos instintos e, durante sua época de lactância e infância, está submetido a uma necessidade de proteção incomparavelmente prolongada" (1980, p. 37).

Para Gehlen, é uma surpresa a sobrevivência do homem, exceto quando se considera que ele não se abandonou às condições naturais. Ou seja, o homem não esperou pela natureza; ele construiu a sua: a cultura.

Sem dúvida, a motricidade humana, ao nascimento, é incomparavelmente inferior à dos outros mamíferos (e aqui me refiro a uma motricidade animal, talvez para me redimir de deslizes antropomórficos). Porém, aquilo que pode parecer desvantagem, à primeira vista, torna-se sua grande vantagem ao longo de sua vida. Aquele que quase nada sabe, nunca pára de poder saber. Aquele que quase tudo sabe, quase mais nada pode saber. Nos outros mamíferos, a espécie sabe. Nos homens, a espécie esqueceu quase completamente o conhecimento, para que o indivíduo conheça.

Essa limitação ao nascimento faz com que o homem ganhe uma motricidade de tipo especial e humana, porque o homem se desenvolve como um todo, e os ganhos em inteligência e afetividade são acompanhados por ganhos em motricidade. Os animais que se mostravam mais limitados tornaram-se mais inteligentes ou desapareceram.

Nossos primeiros ancestrais primatas, que devem ter existido há uns 60 milhões de anos, não eram animais fisicamente poderosos. Deviam ser parecidos com mussaranhos, pequenos animais noturnos, que viviam mais à noite que de dia para escapar aos predadores. E, no entanto, sobreviveram. Foram inteligentes o suficiente para sobreviver. Tornaram-se inteligentes porque suas vidas dependiam disso. A inteligência era, para eles, como para todos os outros seres vivos, uma necessidade vital (1973). Os animais nossos ancestrais aprenderam a tratar com mais cuidado cada informação recebida do meio ambiente. Animais que se escondiam durante o dia e só saíam à noite, não só ouviam muito, como tratavam essa informação em camadas mais profundas do cérebro. O nariz foi dividindo cada vez mais suas funções com o cérebro.

A natureza não oferece muitas chances a cada ser vivo. É preciso aproveitar as poucas que aparecem. E, assim, os animais menos protegidos fisicamente se tornaram excelentes aprendizes; aprenderam a gerar complexidade. Quem não aproveitou as chances, pereceu. A maioria das espécies já desapareceu há muito; outras estão em extinção. Os homens... são uma incerteza.

Milhões de anos após nossos pequenos ancestrais, surge o homem, portando um cérebro fantástico, sendo capaz de tratar com preciosismo suas sensações. A capacidade de adaptação do homem tem sido fabulosa. Na história evolutiva dos seres vivos ele é inédito. Suas carências motoras geraram elevados níveis de capacidade adaptativa. A carência de força foi compensada por extremas habilidades; a carência de velocidade deu origem às estratégias de cerco e fuga, e assim por diante. A incapacidade de resolver sozinho as situações de sobrevivência organizou-o em grupos. A falta de recursos para reagir de imediato às diversas situações deu lugar à representação mental, que é uma forma de reter os acontecimentos para tratá-los posteriormente. De uma certa forma, o homem tornou-se um ruminante... um ruminante de símbolos. Depois de vivido o acontecimento, o homem o revive na imaginação e o rumina, para compreender o que ocorreu e para aproveitá-lo em ocasiões futuras. Dessa forma o homem passou a viver cada acontecimento, antes, durante e depois de sua realização. O homem cria o passado e o futuro. Vive três vidas ao mesmo tempo. Transforma o passado em presente, projetando-o no futuro.

Isso não quer dizer que as dificuldades de adaptação se apresentaram apenas ao homem. Provavelmente o mesmo ocorreu com inúmeras outras espécies. Faltou-lhes, por certo, como ao homem, uma natureza própria, acolhedora. Mas essas espécies não passaram pela prova pelas quais o homem tem conseguido passar. Desapareceram. Não souberam substituir as faltas de natureza. Diante dessas faltas, o homem criou cultura. Assim, existe uma cultura muito particular do homem, uma natureza construída no lugar daquela que lhe faltou ao nascimento (Gehlen, 1980).

O resultado prático dessa luta do homem contra suas próprias carências é o desenvolvimento de uma inteligência diferenciada. Mas é bom que eu esclareça, desde já, que não estou afirmando qualquer superioridade do homem sobre os outros animais. Falar de maior complexidade não significa falar de superioridade. O homem é apenas diferente e, provavelmente, mais complexo que os outros animais. Nem sequer é o mais adaptado ao planeta. Ainda não passou pela prova. Diariamente ameaça sua própria existência. Mata seus semelhantes, explora, escraviza e destrói a natureza. É um ser bastante desprovido de respeito pela vida, ao contrário dos outros seres vivos. Apenas para tomar um exemplo, que parece não mais que uma inofensiva prática do nosso cotidiano, colhi num texto de Lorenz um caso típico desse desrespeito pela vida. É quando ele se refere ao esporte e aos exageros da competição:

"Nenhum amigo dos animais teria a crueldade de exigir de um animal os exercícios extenuantes que são exigidos de crianças que demonstram habilidade para a patinação. Como médico, tenho por vezes vontade de intervir imediatamente quando vejo a total exaustão demonstrada pelo jovem patinador, tanto pela mímica como também pela postura, logo após haver encerrado sua quota de competição." (1986, p. 134.)

Mas não há como negar o desenvolvimento fantástico do homem. Possui um cérebro poderoso e conquistou o símbolo. Acabou por constituir uma motricidade também bastante diferenciada. Compreensivelmente, porque o homem se realiza pela motricidade. Toda a sua produção toma vida e se manifesta na motricidade, que foi se tornando fina e complexa, realizando as intenções humanas. Porque o homem talvez seja o único ser que vive para realizar suas intenções, e o único que tem intenções. É um animal de consciência.

De tal forma o homem tornou-se complexo na sua organização que, mesmo onde demonstra mais desvantagens comparativamente aos outros animais, tem conseguido superá-los. Se o leopardo é mais veloz que o homem na corrida, com um carro o homem o supera. A inteligência humana construiu rodas no lugar de pernas. Os limites corporais do homem foram largamente superados pelas extensões corporais criadas pela cultura humana. As pernas se alongaram com os meios de transporte; o homem voa mais longe que qualquer ave. A cultura humana é, de uma certa forma, a extensão cada vez mais ampla do corpo humano. O corpo que não seria humano não fosse a cultura.

Longe de constituir uma declaração antropocêntrica, tenho a intenção de fazer deste estudo uma análise cuidadosa de determinados aspectos humanos, da mesma forma como se deveria ser cuidadoso ao se estudar aspectos de qualquer outro animal. Está claro para mim que, assim como o cérebro não é superior nem inferior a qualquer outro órgão, o homem não é superior ou inferior a árvores, rios, peixes ou insetos. Cada qual cumpre seu papel nos sistemas onde vive.

O homem é inteligente e diferente, sobrevivendo graças a essa diferenciação. Tem uma inteligência que não só cria soluções para os problemas de adaptação que encontra, como não pára de se pôr problemas. A inteligência não pode chegar a soluções definitivas, dado que se alimenta de problemas. Encontrar as soluções definitivas poderia significar o fim de nossa espécie. Se não superássemos nossa própria inteligência, perderíamos nossa capacidade de superar os novos problemas que surgissem. Estamos condenados a ser cada vez mais inteligentes. Aquilo que constitui uma vantagem aparente pode ser, na verdade, um dos maiores dramas da vida. Nossa vida no planeta nunca estaria garantida; estaria sempre na dependência de sermos mais inteligentes.

Heranças e conquistas

A questão do inteligível poderia resolver-se sem maiores complicações se, como afirmam os inatistas, tudo se passasse de acordo com o modelo das programações hereditárias. Não que se trate de um modelo inverossímil. Pelo contrário, a seriedade dos trabalhos de inatistas do quilate de Fodor e Chomsky abalizam suas teorias, mas ainda resultam demasiadamente simplistas diante da complexidade que constitui o homem. Caso as teses inatistas fossem definitivamente esclarecedoras de nossas dúvidas acerca da formação do conhecimento humano, a questão central deste estudo estaria completamente resolvida.

Crianças brincam, se alimentam ou dormem, e a todo instante se deparam com situações novas que lhes exigem novas adaptações. De acordo com a hipótese inatista, nenhuma situação seria nova e nada constituiria surpresa para a criança, na medida em que, prontamente, as circunstâncias da nova situação revelassem um conhecimento virtual que já estaria inscrito no sujeito e se aplicaria ao caso. Se um obstáculo se apresenta à criança enquanto ela corre de outra no meio de uma brincadeira, por mais diferente de qualquer outra situação que isso possa parecer, a atitude de desviar para a direita, para a esquerda, ou de saltar seria tão-somente a revelação do conhecimento inscrito nas cadeias genéticas há muito programadas no homem. Ou seja, nenhuma construção interna jamais seria necessária. Não se trataria de uma lei particular que se aplicasse às questões de saltar ou de resolver problemas de matemática de uma criança, mas de uma regra geral que se ampliaria a todo o universo de relações do homem, num mundo sem surpresas e predeterminado, comandado pelas mãos de ferro dos genes. As revoluções, as descobertas científicas, a poesia e o esporte sempre estiveram no homem, antes mesmo que se apresentassem ao mundo. É assim que se entende o conhecimento humano, a partir do inatismo mais radical.

Toda discussão sobre o inteligível quedaria resolvida, porque o modo como a criança articula seus vários movimentos para segurar a bola, maior ou menor, mais pesada ou mais leve, não criaria maiores dificuldades que o tempo que levam os genes para reconhecer a situação. A idéia de complexidade da ação humana suscitada por Morin não ultrapassaria a complexidade das estruturas genéticas, a qual, se não é pouca, é imutável. O que leva uma criança, ao chutar uma bola, a fazê-lo de forma tão diferente de uma outra seria tão-somente as múltiplas possibilidades de fazer o gesto inscrito na programação genética. Nada existiria que não estivesse previsto geneticamente. Ou seja (e como se verá adiante), a verificação da originalidade dos gestos das crianças chutando uma bola em direção ao gol seria apenas a expressão enfadonha de organizações que sempre estiveram inscritos nos seus programas genéticos.

Por mais que um tal programa teórico nos conforte, por resolver muitas das nossas questões teóricas e existenciais, ele também angustia por levantar a maior de todas as questões: então, nada haveria a fazer, a não ser conformarmo-nos ao nosso destino? Escravos do gene, nada mais fazemos, ao viver, que servi-lo, para que, ele sim, se perpetue? O próprio altruísmo, orgulho de nossa civilização, seria, nada mais, nada

menos, que uma estratégia dos genes, para perpetuar-se, de forma que
— e quem o afirma é Stephen Gould — os organismos

> "... lutam continuamente para aumentar a representatividade de seus genes, às custas de seus companheiros. E isso, apesar de toda a avidez, é tudo o que existe; não existe nenhum princípio superior na natureza. A vantagem individual, diz Darwin, é o único critério de sucesso na natureza. A harmonia da vida não vai além disso. O equilíbrio da natureza vem da interação entre grupos que competem, cada um tentando obter o prêmio para si, e não da partilha cooperativa de recursos limitados" (1987, p. 260).

Afirmação tão mais dura quanto mais constatamos que inúmeras atitudes nossas confirmam Gould. Nossos valores mais caros correm o risco de cair por terra quando nos deparamos com suas palavras, que perguntam:

> "Seria possível um ato aparentemente altruísta ser 'egoísta' no sentido darwiniano? Seria possível o sacrifício de um indivíduo levar à perpetuação de seus próprios genes? A resposta para essa proposta aparentemente contraditória é 'sim'." (1987, p. 260.)

Se não tomarmos cuidado, nossos argumentos em contrário aos determinismos esboroam-se contra os fatos. O que fazemos, ao praticar esportes, aparentemente sem qualquer sentido? Arrebentamo-nos uns aos outros nos ringues de boxe; corremos uns contra os outros por uma vitória sem nexo; disputamos com avidez a mesma bola, quase, literalmente, nos matando e literalmente nos matando nas pistas de automobilismo.

Tudo se passa como se estivéssemos não mais que obedecendo a impulsos interiores, e sem a poesia, ainda possível em Freud. Como se estivéssemos, realmente, à mercê do gene egoísta de Dawkins, para quem vivemos ao sabor de programações que nos guiam cegamente para preservar os genes (1979). Mas, como ele mesmo diz, "nossos genes poderão nos instruir a ser egoístas, mas não estamos necessariamente compelidos a obedecer-lhes por toda a nossa vida" (1979, p. 23).

Daí ser mais fácil, segundo Dawkins, sermos egoístas, pois assim são nossos genes que nos comandam; e ser difícil sermos altruístas, o que precisamos aprender, pois, para aquele pesquisador, poderíamos fazer o que nenhuma outra espécie ousou, ou seja, frustrar os intentos do gene egoísta. Seria esse o recado que se oculta por detrás de nosso patrimônio moral? Apenas a luta do bem contra o mal, do altruísmo contra o egoísmo? Toda a nossa moral não passaria da luta incessante contra o egoísmo genético?

O gene vai à sociedade

Edward Wilson estende o conceito do gene egoísta a toda a sociedade. Para Wilson, "... nenhuma espécie, inclusive a nossa, possui um propósito além dos imperativos criados pela sua história genética" (1981, p. 2).

Se a nossa natureza biológica evoluiu por seleção natural, então os mecanismos da seleção natural se aplicariam às demais dimensões do homem.

Que não se entendam mal as afirmações de Wilson ou de Dawkins. Eles estão apenas configurando, sob um único programa teórico, a compreensão do homem e da sociedade, como é comum fazerem os freqüentadores das academias a respeito, cada qual com suas teorias. No mínimo, aqueles dois cientistas nos incitam a rever nossas certezas e talvez reconhecer as heranças de nossa espécie.

Eu, que ao longo destas páginas mostrar-me-ei questionador incessante das teses deterministas, não vacilo em ouvir Wilson, não me recuso à perturbação de suas questões, quando ele pergunta corajosamente:

> "Mas até que ponto a rede de neurônios, tão irrepreensivelmente codificada nos genes, predetermina a direção que o desenvolvimento social seguirá?... Será possível que o diagrama da rede nervosa tenha sido construído pela evolução para ser tãosomente um mecanismo para qualquer fim, adaptável, através da aprendizagem, a qualquer estilo de existência social?" (1981, p. 55.)

Não há quem se ponha a estudar os mecanismos de funcionamento do raciocínio ou, como é meu caso, o da motricidade, que não deixe de viver o conflito entre o inato e o adquirido. E há que reconhecer, observando gestos que se repetem insistentemente, por gerações, nos mais diferentes povos do mundo, que tudo possa se explicar no nível das determinações genéticas. Não é como eu gostaria que fosse, mas, para isso, não bastam minha vontade, meu desejo, minhas crenças. E também não há como negar que não é fora de propósito estender a toda a sociedade a força determinadora dos genes, dado que tudo o que ocorre no nível individual pode repercutir no nível social. Mas daí a reduzir as explicações sobre a organização social humana ao inatismo mais radical vai uma enorme diferença.

Libertando-se dos determinismos

Se tudo se passasse, realmente, ao sabor dos determinismos genéticos, que bom seria para nós, com nossas dúvidas. No meu caso, eu me atiraria desmedidamente ao estudo das estruturas genéticas e sairia com precisas explicações sobre as condutas motoras. Diria, como Wilson, que a amplitude das possibilidades genéticas é tão grande, que esse determinismo se relativizaria.

Mas eu continuaria me sentindo escravo dos genes, como se minha tarefa existencial fosse exclusivamente a de fazer durar para sempre os genes da minha espécie. Prefiro o risco, prefiro que tudo se acabe, a ser escravo de mim mesmo. Prefiro pensar que Deus seja outro e mais complacente. Da forma como as coisas se dão, no nível do inatismo mais radical, poderá ter o poder quem dispuser do poder de manipular os genes egoístas, ou melhor dizendo: numa tal perspectiva, quem o gene egoísta manipular para se sentir poderoso por manipular o gene. Basta, numa idéia de todo simplificante, saber recombinar o DNA. O DNA recombinante é, como explica June Goodfield,

> "... uma nova tecnologia que permite ao cientista retirar o DNA de um organismo e enxertá-lo no DNA de outro, a fim de criar algo inteiramente novo — novas moléculas vivas, novos genes, e, conseqüentemente, uma nova vida" (1981, p. 19).

Os homens querem brincar de Deus. E, paradoxalmente, nada de novo se cria. A estas alturas, quem seria o cientista? Homens que se vêem prestes a assumir um fantástico poder? Resta saber se o assumirão ou o alugarão aos, sempre atentos, governantes e pagadores de benesses.

Pensando em tudo isso, voltam-me sempre as imagens fortes que me ficaram das práticas desportivas. Por que se digladiam os homens na arena do esporte? Não faz sentido ao nosso racionalismo. Parece mesmo um impulso irresistível que nos vem de dentro das células. Poder-se-ia explicar a façanha esportiva de nossos tempos pelo dinheiro que os atletas recebem para lançar o dardo ou encestar a bola. Entretanto, houve tempo em que tais desempenhos não eram pagos em dinheiro, e o empenho era o mesmo, e o empenho de crianças e de adultos não atletas não é menor. Como se fosse necessário e inevitável mover braços e pernas, saltar e correr, competir e arremessar, não pela glória efêmera de um primeiro lugar, mas para receber o maior de todos os prêmios: o da perpetuação do gene terrestre, como afirmou Dawkins (1979).

Quem poderá negar Darwin depois de Darwin? Quem poderá negar a biologia molecular ou a gramática generativa? Mas por que também entregar-se a crenças sobre o que nunca ficou provado definitivamente? Argumentos em contrário às hipóteses inatistas e aos determinismos de toda ordem levantam-se à farta.

Não creio que o inteligível, tanto quanto o sensível, sejam simplesmente expressões de determinismos a serviço das programações genéticas. Há ruídos nas linhas, há desordens de todo tipo e complexidades crescentes e recentes, anunciadas tanto quanto as hipóteses inatistas.

Assim, a ação poderia ser sempre o confronto com a surpresa; o conhecimento seria a revelação de um desconhecido, o novo não seria apenas uma nova face do velho. Entre o cristal e a chama,

> "a ordem invariante e reprodutiva do cristal talvez seja necessária, mas não é de modo suficiente para explicar a vida em termos microscópicos. Também é preciso levar em consideração, como Schrödinger fez, a desordem estatística que agita sem descanso as redes cristalinas sob a forma de flutuações vibrantes, rotativas, torcionais: aquelas correntemente postas em evidência pelas técnicas de observação mais rigorosas chegam a atingir o nível atômico e molecular" (Schrödinger, 1987, p. 29).

Ora, se a desordem, a degradação, a instabilidade reinam ao lado da ordem no universo micro e macroscópico, por qual motivo não afetariam, não perturbariam o reino das estruturas genéticas? Motivos há, e de sobra, para que se façam reservas às certezas dos pesquisadores inatistas. O próprio Schrödinger reconheceu que a vida se alimenta tanto da ordem quanto da desordem. Portanto, o cristal dividiu assento com a chama, esta aparentando uma imagem de constância, mas no seu interior contendo incessantemente a agitação. Mas é a teoria do cristal, segundo a qual "... a natureza tende, em geral, para a simplicidade e para a uniformidade" (Palmarini, 1987, p. 35), que se apresenta como pano de fundo dos inatistas. Ao contrário do que, seguramente, está por trás de Piaget. De acordo com Palmarini, "para Piaget, existe, com efeito, a possibilidade de um fenótipo poder, por um efeito, primeiro de simulação, depois de substituição, transformar-se em genótipo" (1987, p. 24). O que significa que Piaget apresenta pelo menos um ponto em comum com os inatistas e Darwin, já que essa afirmação quer dizer que "o mecanismo mediador seria uma desestabilização do genótipo 'que acarretaria variações semi-aleatórias sobre as quais se exerce a seleção interna'" (Palmarini, 1987; Piaget, 1987, p. 24), ainda nas palavras de Palmarini. Ou seja, Piaget admite a seleção, "... mas trata-se de uma seleção interna sobre estruturas tornadas mais poderosas" (Palmarini, 1987, p. 24).

O inteligível não se encerra, portanto, na questão do determinismo genético. E, se assim fosse, já não seria pouco, dada a gama de possibilidades que as estruturas genéticas encerram. Porém, se por um lado as proezas do espírito humano nos levam a desconfiar de tal determinismo, por outro lado, o corpo, essa entidade vista separadamente do espírito, suscita menos dúvidas. Para alguns, o próprio espírito não faz mais que obedecer aos genes. Para estes, o corpo obedece ao espírito que obedece aos genes. Nessa perspectiva, o corpo sofre o pior dos determinismos. O corpo é aquele que só obedece. Nem faria sentido falar de inteligível quando se falasse de corpo. Mas, mesmo aqueles que contestam as imposições hereditárias, não libertam o corpo de tais determinismos. Se o espírito se libertou, e cria, e aprende, e critica, e faz o novo que nunca foi programado, ou seja, se deixa de ter o gene egoísta como senhor, o corpo passa a ser o escravo do espírito.

Qualquer um que leia o debate entre Piaget e Chomsky, que envolveu adeptos do construtivismo de um lado e do inatismo de outro, verá como não se chega a um acordo sobre a questão da formação do conhecimento. Quase um diálogo de surdos, não fosse o brilhantismo das exposições, que sempre contribuíram para enriquecer o debate. Mas é como afirmou Edgar Morin:

> "Ainda hoje, a elucidação da natureza da aprendizagem está submetida a uma alternativa mutilante entre um inatismo segundo o qual só se aprende o que já se conhecia (desencadeando a experiência somente a atualização de um saber virtual) e um aquisicionismo segundo o qual só a experiência nos instrui." (p. 60, III.)

Chega-se a acreditar, no inatismo, que ter muito inato é poder aprender pouco, contrariamente ao empirismo, segundo o qual não se tendo o conhecimento inato, pode-se aprender tudo.

No meu entender, Morin acrescenta ao debate (do qual ele não participou diretamente) elementos que, ao meu ver, o superam. À autoregulação de Piaget ele acrescenta a auto-eco-organização. Melhor que ele mesmo o diga:

> "Apenas queremos, baseando-nos na dialógica auto-eco-organizadora, conceber a aprendizagem a partir de uma dialógica não só do inato/adquirido mas também do inato/adquirido/construído... Construir supõe um construtor; aprender supõe um *a priori*; adquirir supõe um inato. O aparelho neurocerebral é o construtor *a priori* que dispõe da capacidade de aprender." (p. 60, III.)

Nessa controvérsia entre o inato e o adquirido, talvez o mais importante seja considerar que o inato mais importante seja a capacidade inata de aprender. De qualquer maneira, o homem não nasce vazio.

Piaget e Chomsky tornam-se aliados contra o adversário comum: o empirismo. Porém, entre os dois pensadores há diferenças, a meu ver, inconciliáveis. O tanto de conhecimento ao nascimento marca a desavença. Mas se Piaget rompe com o cordão umbilical do comportamento humano ligado às estruturas genéticas, lançando-o à aventura de aprender se quiser viver, o inatismo mantém as amarras para sempre e o homem passa a ser menos responsável por seu destino. Se tivéssemos uma Bíblia à mão, diríamos que os construtivistas expulsaram os homens do paraíso para sempre. Nada é dado; tudo é construído... até a ação de respirar, de comer ou de amar. Os nativistas crêem que tudo é dado, ou melhor, que tudo pode ser escolhido entre múltiplas, mas limitadas, possibilidades. Respondendo a estes, Piaget afirmou:

> "Defendo aí uma idéia que, se estivesse fundamentada, inverteria de forma bastante exata o inatismo que está na moda, hoje: é que o comportamento concebido, não à maneira lamarckiana de um produto das 'circunstâncias' exteriores, mas como a expressão de uma constante necessidade de superação (extensão do meio e aumento dos poderes do organismo) constituiria, de fato, o principal motor da evolução." (1987, p. 395.)

Do ponto de vista neurológico, nenhuma ação se repete exatamente como as anteriores. Como poderiam os genes dar conta de tantas novidades? Ou o programa genético é tão fantástico que prevê todas as originalidades possíveis, ou são bem mais modestos e só dariam conta dos aspectos mais gerais da ação. Ou seja, seria melhor dizer que nascemos sabendo aprender a andar, como nascemos sabendo aprender a correr ou nadar. Porém, todos os correres, andares e nadares constituirão sempre um problema a ser resolvido no momento de cada realização.

Não podemos esquecer que não nascemos completos. Fomos, por assim dizer, feitos pela metade. Até de respirar não somos capazes se não fizermos um esforço de ação. Porque fomos feitos com pulmões,

46

mas falta-nos o ar respirável. A respiração só ocorre quando do encontro entre o de dentro e o de fora, entre os pulmões e o ar. É desse encontro que nasce o ato que nos mantém vivos. Quando muito, nasceríamos com o inato de nos encontrar, ou de, pelo menos, irmos ao encontro, de procurar, de buscar a completude, a transcendência. Creio que nada mais que isso nos é dado à partida, o que não é pouco; pelo contrário, é uma boa parte do que sabemos.

O inato e o adquirido na motricidade

Quando alguma coisa parece igual em todos os homens, julgamos, desavisadamente, que se trata de algo inato. Ora, todos temos pernas e braços, e ficamos em pé e falamos e respiramos. De tal forma que não vacilamos, diante de uma multidão, em afirmar que são todos homens. Mas há um aspecto para o qual pouco atentamos. Pouco notamos as diferenças. E, no detalhe, praticamente tudo é diferente. Para quem observa com atenção, a surpresa consiste em encontrar a igualdade. Quando muito, podemos falar em semelhanças. Se todos temos mãos, todos temos que pegar, porque nossa cultura, o meio ambiente em que vivemos, apresenta coisas para pegar, necessidades de pegar. Mas preste-se atenção aos pegares. Tente-se definir com precisão a igualdade entre esses pegares. Nunca são iguais. Portanto, nada mais fácil que admitir o conhecimento inato, desde que nunca esqueçamos que, por mais fantástico que ele seja, jamais daria conta de tanta originalidade. Basta-nos que tenhamos o inato no ponto inicial. Do resto podemos dar conta. Temos a inteligência... temos a sensibilidade.

Trazendo a discussão a respeito de serem os comportamentos humanos inatos ou adquiridos para o âmbito da motricidade humana, não teríamos, por certo, mais êxito que os teóricos de outras áreas. Por mais que se argumente em favor de um ou de outro, não se chegará a um bom termo, simplesmente porque não se pode mostrar as provas. A ciência gosta de solicitar provas, mesmo onde elas são impossíveis. Lorenz ilustrou essa questão citando Pietschmann, segundo o qual

"correto é o que pode ser provado, no caso extremo a matemática, mas é justamente aí que se perdem as relações com a realidade. Verdadeira, por outro lado, é apenas uma situação concretamente vivida, a qual, justamente por ser única, nunca repetida, tem que ficar para sempre sem prova" (1983, p. 73).

O mais que podemos fazer é levantar os argumentos em favor de um ou de outro, ou em favor de nenhum.

Não conheço nada mais próximo da verdade quanto a esse assunto que a afirmação de que todo movimento corporal é inato. Já não pode mais duvidar de uma motricidade inata: nenhum bebê nasce imóvel. O que está em questão, portanto, no meu modo de entender as coisas, não é se a motricidade é herdada ou se é adquirida, mas a dificuldade de distinguir, em cada ação, o que é inato e o que é adquirido.

Da mesma forma se poderia dizer, sem risco de erros, que todo movimento humano é aprendido. Como já dissemos anteriormente, o homem é um animal de cultura, e graças a ela sobreviveu num meio que era hostil às suas possibilidades naturais de adaptação. Portanto, o que não é inato nas condutas motoras humanas é o seu lado cultural. Se o homem tem que construir sua cultura, o faz com sua ação. Mas seria possível construir cultura com gestos não culturais? A menos que a cultura humana fosse inata (e aí não seria cultura), teve que ter um início. Quem sabe um acidente. Quem sabe foi provocada pela descoberta da morte. Talvez porque o homem tenha ingerido carne e ficado sem ocupações por algum tempo. Um pequeno acidente, um átimo de reflexão, o primeiro tempo livre, podem ter servido de estopim para a explosão de cultura que está nos lançando aos confins do universo. Na verdade, a cultura é uma receita de muitos ingredientes, por demais complexa para que a entendamos hoje. Uma receita onde devem ter entrado a postura ereta, as mãos, a caça, o grupo, o cérebro, a morte e o nascimento, o superávit de energia, os acidentes, etc. Um outro ingrediente ainda, que destaco: a carência natural humana; o desamparo imposto pela natureza. O que vou afirmar não define o destino humano como bom ou mau, positivo ou negativo: todos os ingredientes de que se serviu o homem para construir sua cultura foram misturados por essa carência congênita do homem. São tantas as faltas que tudo tem que ser construído. O homem é um ser pela metade. É claro que nesse campo corremos o risco de cairmos na pura especulação que não levaria a nada. O processo de construção cultural do homem remonta a períodos que poucos rastros deixaram. O que temos não dá ainda para resolver certas questões.

O nosso não é um estudo evolutivo. Estudamos o que podemos ver hoje. E o que vemos é que todo gesto corporal é ao mesmo tempo inato e adquirido. Na verdade, quando observamos uma pessoa se movimentando, o que enxergamos no gesto é sua face cultural.

Não foram poucos os autores que apontaram a capacidade humana de aprender, estendendo-a à motricidade. É o caso de Arnold Gehlen, que, citando Storch, escreveu:

> "À reduzida margem de movimentos animais instintivos ou aprendidos, Storch contrapôs o rico 'mecanismo de aquisição' do ser humano, decididamente ilimitado. O homem é capaz de aprender as mais complicadas combinações de movimentos em uma diversidade verdadeiramente infinita, coisa que nos comprovam os artistas, os desportistas, os automobilistas e, em geral, a prática profissional." (1973, p. 29)

Um inatista sempre encontrará uma boa explicação para justificar toda essa ilimitada capacidade de variação motora do homem. No caso deste estudo, o que me importa é caracterizar essa imensa variabilidade, essa originalidade aparentemente sem limites da motricidade humana. Nascido extremamente carente de recursos motores, o homem, deixado à sua própria sorte, não sobreviveria. Sua motricidade, ao nascimento, não daria conta das necessidades adaptativas. Isso quando o comparamos aos outros animais, que nascem quase sempre especializados em praticamente tudo de que precisam para sobreviver. Basta comparar um bebê do homem com um bebê do gato ou do cavalo. Porém, talvez não seja o caso de pensarmos o homem sempre comparativamente a outros animais. O homem tem características próprias e diferentes de todos os outros animais e é assim que devemos vê-lo. Não dá para compreender o homem sem a presença da sociedade em que vive. Ora, o homem não sobreviveria somente com seus recursos naturais, por isso não vive sozinho. Substituem sua carência motora a companhia familiar e as instituições sociais de modo geral. Se o cachorro ou o gato já nascem com braços e pernas fortes, no homem, a sociedade complementa a força de seus braços e pernas.

Aquilo que parece ser sua desvantagem ao nascimento, isto é, uma motricidade pouquíssimo desenvolvida, constitui, creio, sua grande vantagem. O que observamos no bebê humano são pouquíssimos gestos organizados (os reflexos arcaicos) e quantidades infindáveis de movimentos aparentemente sem nexo, sem ordem, sem qualquer finalidade. Movimentos para os quais a ciência não tem prestado muita atenção. Os tratados sobre a motricidade da criança falam quase que exclusivamente dos poucos gestos ordenados. Eu, de minha parte, quero chamar a atenção para os outros, quase todos, que não são ordenados.

Sem dúvida alguma que, na idade adulta, o homem possui uma organização motora incrivelmente complexa, como bem ressaltou Storch. De um ser tão desvalido quando pequeno, como pôde o homem ter chegado a tais requintes de organização? Acontece que, sendo pouquíssimo ordenado ao nascimento, pode ordenar-se. Ao contrário dos outros animais. Como estes já nascem bastante ordenados, pouca ordem poderão constituir ao longo da vida. A inteligência da espécie, que os guia, coloca-os diante de um determinismo irrefreável. No homem, não. Não sabendo nada dos gestos, começa a aprender. Aprende porque não sabe. Organiza porque não está organizado. Ordena porque não está ordenado. Essa é sua vantagem. Porém, como veremos mais adiante ao comentarmos melhor as teses de Jacques Mehler, quanto mais aprender, menos poderá fazê-lo. Ou seja, o homem sempre poderá, cada vez menos, aprender um pouco mais. No caso da motricidade, por exemplo, que na criança pequena é pouquíssimo ordenada, à medida que essa criança vai crescendo, os movimentos vão ficando especializados, portanto havendo menos o que constituir. Em compensação, cada gesto aprendido é um novo universo de combinações que se constitui. O que se perde em aprendizagens de novos esquemas ganha-se em combinações entre os esquemas.

O homem é o ser que aprende graças ao fato de ter nascido sabendo pouco. Seu inato é um inato que sabe aprender. Não é um inato que precisa guiá-lo a cada gesto, mas um inato que está presente em cada gesto. Não é um inato que pode ser visto, mas é um inato onipresente. O homem abriu mão da segurança dos instintos, da inteligência da espécie, para viver por conta própria. O preço que paga por isso é ter que aprender a cada instante como viver. Mas conservou, sabiamente, um conhecimento já instalado, que lhe serve como mecanismo para aprender cada instante de vida.

Nas páginas que se seguem, veremos, na discussão sobre os estudos aqui realizados, descrições que mostram bem a originalidade dos gestos de cada criança, quando comparados com os de outras. Originalidade que não serve como prova em favor do inato ou do adquirido, mas que servirá para alimentar essa discussão. Provavelmente, não no sentido de provar a verdade desta ou daquela posição, mas de superá-la por uma nova forma de compreender os fenômenos. As coisas já não podem ser compreendidas quando vistas isoladamente. Nada funciona isoladamente. Tudo funciona de acordo com o funcionamento das totalidades, sem hierarquias, sem reducionismos, sem sobreposições, mas com independência e identidade próprias. Na nossa tradição intelectual não é assim que pensamos, mas os argumentos da ciência contemporânea, se não criarem uma nova mística, tendem a desmistificar as tradições esclerosadas.

CAPÍTULO III

O MÉTODO EM QUESTÃO

Eu, o corpo

"... partindo duma natureza semelhante a um autômato, submetida a leis matemáticas cujo calmo desenvolvimento determina para sempre seu futuro tal como determinou seu passado, chegamos hoje a uma situação teórica completamente diferente, a uma descrição que situa o homem no mundo que ele mesmo descreve e implica a abertura desse mundo" (1984, p. 1).

São as palavras que estão no início de *A nova aliança*, de Ilya Prigogine e Isabelle Stengers. Utilizei-as porque entendo que aí se situa o objetivo maior de meu trabalho. Foi bom ter lido Prigogine e outros autores que ousam, que não se conformam às tradições esclerosadas. Cada qual, de seu ponto de vista, cansou-se do que tem visto, não na natureza, mas nos escritos sobre a natureza.

De minha parte, nada tão salutar como começar um escrito sobre o método falando contra o método — lembrando aqui Paul Feyerabend (1977). Cansei-me de fechar os olhos às inverossimilhanças dos escritores científicos. Talvez porque venha de uma prática profissional (a Educação Física) que se preocupa fundamentalmente com as atividades corporais. Talvez por ter tido contato direto, na minha atuação como profissional, com milhares e milhares de corpos.

Não foi pelos livros que comecei. Sei que isso, de uma certa maneira, constitui desvantagem no meio acadêmico. Eu não seria, ainda hoje, capaz de citar em grego ou latim. Os primeiros anos foram passados ao lado das pessoas, na maioria crianças, e aquilo que elas chamavam "seus" corpos. Eram corpos de todos os tipos, sempre diferentes. Nunca encontrei um igual ao outro. Poucos um pouco parecidos. Fartei-me (no bom sentido) de originalidade. Desconfiei de que algo não ia bem ao ver as crianças vivendo, e vivendo intensamente suas experiências corporais, e depois crescendo, e esquecendo que eram corpos, tornando-se tensas, perdendo o sorriso, fingindo de adultas.

Depois é que fui aos livros. Se o começo sem livros constituiu uma certa desvantagem, por outro lado, pude ver as pessoas sem estar ainda contaminado pelo que vejo hoje em muitas das obras que leio. Meus olhos estiveram livres para ver durante muito tempo, mesmo não tendo a liberdade de ver mais profundamente, o que só a leitura acabou me dando. Já não vejo o que quero ver, sem a ajuda dos livros, mas ainda, vez por outra, como já afirmei anteriormente, tenho que deixá-los de lado e sair andando entre as pessoas, olhando-as diretamente, tocando-as, sentindo-lhes o cheiro e ouvindo-lhes os sons. E o que vejo hoje tanto me alegra como me assusta.

Cansei-me de ouvir dizer: "Este é meu corpo", "Meu corpo está cansado", "Meu corpo está doente". Os corpos adoecem, mas seus donos, não. Os corpos sofrem, padecem das mais humilhantes misérias, mas seus donos, não. As mães do Terceiro Mundo cansam seus braços de carregar filhos doentes e mortos, mas, quando eles morrem, foram apenas seus corpos que morreram.

Seria diferente dizer "Eu, o corpo", ou "Estou cansado", ou ainda, "Meu filho se foi para sempre, levado pela miséria". Sentir-se corpo muda tudo. Faz com que as pessoas tomem novas atitudes diante da vida. Sempre foi muito difícil para mim imaginar as revoluções sem corpo. Pessoas tensas, perversas, egoístas, hostis, que não se percebem como tal, projetam sociedades bondosas, solidárias, amistosas e justas. Não há prática mais freqüente na nossa civilização que desvincular a idéia do praticante, a teoria da prática. Fica difícil imaginar um mundo solidário feito por pessoas mesquinhas.

Conforme afirmei anteriormente, venho da Educação Física, a qual se puder ainda fazer algo de útil como prática pedagógica, será fazer com que as pessoas se percebam como corpos.

E é este o objetivo deste estudo. Cansado de ouvir o que a ciência e a filosofia dizem e fazem com o corpo, denuncio que as pessoas são corpos. De modo que não mais atribuam as tragédias, todas, que se abatem sobre nós a um corpo que não somos nós, mas que pertence a nós. De modo que a tragédia, tanto quanto a alegria ou a raiva, sejam sentidas em nós, sentidas profundamente, e não amenizadas. Prefiro que o sofrimento seja maior, que a dor doa mais fundo, mas que, conhecendo-as, possamos enfrentá-las, e superá-las.

Apesar de tantos conhecimentos, de tantos escritos científicos, temos nos esquecidos de nós mesmos, simplesmente porque aquele que somos nós tem sido visto como sendo propriedade nossa. Porque, quando dizemos nosso corpo, e chegamos ao requinte de dizer nossa alma, e nosso espírito, não o entendemos como sendo nós mesmos, isto é, parte integrante de nós, essa totalidade que integra todas essas partes que dizemos nos pertencer.

Pode parecer que, por algum motivo, sou rancoroso em relação à ciência. Mas trata-se apenas de marcar uma posição contrária à ciência que não serve mais para nos ajudar a compreender os problemas humanos. E não sou eu que o enxergo e digo. São tantos os autores, neste século, que o fazem, que posso servir-me à farta do que vêm escrevendo. Como Schrödinger, por exemplo, cuja lucidez sempre ultrapassou o seu tempo:

> "... Existe uma tendência para esquecer que o conjunto da ciência está ligado à cultura humana em geral, e que as descobertas científicas, mesmo as que num dado momento parecem as mais avançadas, esotéricas e difíceis de compreender, são despidas de significação fora do seu contexto cultural." (1984, p. 11.)

Não somos mais um mundo-relógio, dirigido por um Deus-relojoeiro, "... ordenador racional de uma natureza autômata" (Prigogine, Stenger, 1984, p. 34). Gente é que somos, e não máquinas, como afirmou um dia Chaplin, conclamando-nos à nossa condição de humanos. Desde que Descartes afirmou que a *res extensa* funcionava à semelhança de máquinas, que o corpo passou a ser tratado como tal. Aliás, que não se entenda isso como um decreto de Descartes. Ele apenas traduzia a maneira como se via o mundo na época, melhor dizendo, como o poder dominante o via. Werner Heisenberg achava que o que Descartes fez "... foi formular, pela primeira vez, uma tendência no pensamento humano cuja presença já pudera ser sentida na Renascença italiana e na Reforma" (1987, p. 63).

Vivendo tanto tempo em contato direto com essas máquinas descritas por Descartes, não foram mecanismos automáticos que conheci. Não foram relógios insensíveis que percebi. Porém, assim como Descartes viu-se "... forçado a pôr os outros animais inteiramente do lado da 'coisa extensa'" (Heisenberg, 1987, p. 63), os animais e as plantas passaram a ter tratamento igual ao de máquinas pela ciência. E eu acrescentaria que, de certa forma, também o corpo do homem recebeu tratamento semelhante, porque, nessa perspectiva, o corpo do homem não era o homem. Ou seja, mesmo sabendo, porque vivi com eles, que os corpos humanos não são máquinas irracionais, foi decretado que funcionam à semelhança de relógios. Um terrível exemplo é o que fazem as escolas com as crianças. Talvez por isso ninguém aprenda. Acham sempre que o corpo pode ficar à margem do processo de educação. Outro exemplo dramático é o tratamento de pacientes em hospitais.

No cartesianismo, que ainda acomete quase todos nós, o homem sabia que existia porque pensava. Hoje, começamos a descobrir que existimos por tantas coisas! Há tanta lágrima e suor provando nossa existência quanto pensamentos e palavras. O divórcio da *res cogitans* (coisa pensante) com a *res extensa* (coisa extensa) foi um fracasso (para a maioria de nós). A divisão para compreender gerou a incompreensão. A coisa extensa não se comportou como mecanismos artificiais controláveis pelo espírito. Descartes e os homens que ele representava criaram uma natureza morta; mas a natureza morta mata o homem.

Caça ao tesouro

O que é a verdade?

Sei que nunca a encontrarei, mas há muito tempo que ela é meu guia. É meu ponto de referência por todos os caminhos que tenho trilhado. Sei que ela está lá, talvez na direção em que procuro, mas nunca poderei encontrá-la. Agimos todos mais ou menos como um aventureiro que busca encontrar seu tesouro enterrado nalguma ilha distante. Ele faz de sua vida uma busca incessante ao tesouro. Buscando, conquista novas terras, funda cidades, adquire fama e glória. Cria um novo mundo e torna-se imortal. Mas o tesouro que procurava ao início, aquele que motivou tanta aventura, nunca o encontrou.

Mas como não sei falar sobre a verdade, peço ajuda a quem sabe, alguém que nunca a encontrou, mas que, seguramente, passou próximo dela. Gregory Bateson declarava, com extrema mestria, que

"... a verdade significaria uma correspondência precisa entre a nossa descrição e aquilo que descrevemos, ou entre o nosso entrecruzamento total de abstrações e deduções e uma compreensão absoluta do mundo exterior. A verdade, tomada nesse sentido, não é atingível. E mesmo ignorando as barreiras de qualquer código, o fato de a nossa descrição ser em palavras, números ou em imagens, enquanto o que descrevemos é carne, sangue e ação — mesmo ignorando essa barreira da tradução, nunca seremos capazes de reivindicar um conhecimento final de seja o que for" (1987, p. 33).

Gostaria que Bateson convencesse a todos da inatingibilidade da verdade, ou que Heisenberg penetrasse nosso pensamento com sua teoria da incerteza. Mas os homens perseguem a verdade sem conhecer pelo menos esse seu primordial aspecto de inatingibilidade. Falam com tantas certezas que chegam a convencer.

O que há de mais incerto que o homem? O que há de mais incerto que sentimentos, pensamentos, corridas ou sono? Se nos propomos a estudar o homem, temos que partir da incerteza. Temos que partir, inclusive, sem o método. Se não soubermos construir o método enquanto caminhamos, só alimentaremos ilusões — as nossas e as dos outros. Como afirmou Bateson: "A ciência investiga; não prova" (1987, p. 35). Porque...

"infelizmente (ou talvez felizmente) o que acontece é que o fato seguinte nunca está à nossa disposição. Só dispomos da esperança e da simplicidade, e o fato seguinte conduzir-nos-á a um grau seguinte em complexidade" (1987, p. 34).

E ainda — desculpem-me abusar da ajuda de Bateson —, "toda experiência é subjetiva... o nosso cérebro constrói as imagens, que nós pensamos 'aprender'" (1987, p. 36).

E, se não estou sendo tanto eu, mais uma vez desculpo-me, mas não posso deixar de homenagear, nesse ponto, nosso poeta maior, Drummond, que também fala sobre a verdade:

"A porta da verdade estava aberta,
mas só deixava passar
meia pessoa de cada vez.

Assim não era possível atingir toda a verdade,
porque a meia pessoa que entrava
só trazia o perfil de meia verdade.
E sua segunda metade
voltava igualmente com meio perfil.
E os meios perfis não coincidiam.

. . . .

Chegou-se a discutir qual a metade mais bela.
Nenhuma das duas era totalmente bela.
E carecia optar. Cada um optou conforme
seu capricho, sua ilusão, sua miopia." (1984, p. 42.)

Rumo ao desconhecido

"Para alcançares o ponto que não conheces, deves seguir o caminho que não conheces." (p. 13)

Essa citação é uma epígrafe utilizada por Edgar Morin num dos capítulos de *O método*. São palavras de São João da Cruz. Quando as li percebi o óbvio. De fato... vivemos procurando chegar ao desconhecido seguindo sempre por caminhos conhecidos. É quase o lugar-comum de nossas pesquisas.

Foi quando, observando melhor o trabalho de alguns autores em diversas áreas, comecei a perceber-lhes a ousadia. Só para citar alguns, Piaget, Freud, Einstein, Malinowski, Galileu e Newton não se notabilizaram pela repetição monótona de métodos habituais. Foram notáveis porque se aventuraram rumo ao desconhecido.

É bom dizer isso desde agora, para acabar com algum vestígio de ilusão de chegar ao que busco por caminhos que já conheço. É isso que nos amedronta na investigação científica. É isso que nos faz escorarmo-nos num sem-número de autores, como se disséssemos: "... não sou eu quem está dizendo. Se entendam com esses autores que me rodeiam". Investigar amedronta, creio que porque todos os que se metem nessa empreitada sabem de alguma forma que deveriam seguir caminhos desconhecidos.

Desde o início deste trabalho, nem por um instante caminhei em terreno firme. Não digo que a caminhada tenha sido um permanente sofrimento, pelo contrário, nunca pensei que o desconhecido me reservasse tão boas surpresas. Mas sempre foi difícil construir cada passo sem saber o seguinte. Não digo que não tenha sido tentador muitas vezes abandonar a trilha que eu mesmo tinha que abrir e enveredar por qualquer das outras que eu via já abertas e gastas de tanto serem pisadas.

Eu queria chegar a um lugar onde habitassem o sensível e o inteligível, não como súdito ou rei um do outro. Eu queria chegar a um lugar que fosse o reino do corpo, mas não um reino esfacelado por lutas intestinas como é comum em quase todos os reinos. Meu caminho me deveria levar a um país habitado por muitos cidadãos, uns chamados mãos, outros chamados corações, outros cérebros. Aqui o território do espírito, ali o território dos sentimentos, acolá o território da motricidade. Um país onde se veriam os sentimentos na casa da inteligência, ou a motricidade na casa do espírito. Cidadãos trabalhando juntos, produzindo juntos. O coração pedindo emprestado ao cérebro, as mãos pedindo emprestado aos ouvidos. Eu queria que meus pés me levassem a um lugar onde o sensível nem sequer seria concebido sem a existência do inteligível; onde o inteligível nem fosse falado, muito menos ouvido, não fora pela presença do sensível. As mãos produzindo abrires e fechares. O cérebro produzindo imagens. As mãos e o cérebro se juntando para produzirem pegares.

Como chegar a um lugar desses? Dos lugares desconhecidos do mundo, esse é um dos mais. Nunca o visitei, e não conheço quem o tenha feito. Nem sei se algum dia alguém o visitará. Portanto, tenho caminhado à sua procura, mas não creio que o encontrarei. Muitas vezes, já é muito construir um pouco do caminho. Não é muito comum chegarem os primeiros que tentam. Mais particularmente em ciência, nunca ninguém chegou ao fim de seu caminho.

Parece que estou escrevendo frases de quem chegou ao fim de um trabalho, enquanto ainda estou pelo meio. Mas o que já caminhei me permite falar um pouco sobre essa caminhada, o que passou e o que ainda tenho pela frente.

Morte e ressurreição do corpo

Nunca, que eu saiba, se falou tanto de corpo como nos últimos tempos. Já escrevi uma vez (Freire da Silva, 1987) que nosso século pode vir a ser conhecido futuramente, entre outras coisas, como o século da descoberta do corpo. De repente, as pessoas começam a descobrir o corpo; inicialmente, que têm um corpo; depois, que são um corpo. Dedicam-se a toda sorte de atividades que lhes estão ao alcance. Para os de maior poder aquisitivo, as terapias corporais, os trabalhos mais sofisticados e mais bem elaborados. Os de médio poder, as aeróbicas de todos os tipos, a musculação, as danças. Aos outros, pelo menos as crianças, a educação física, isto é, para aqueles que conseguem ir à escola. Pratica-se esporte com fins competitivos ou não, anda-se de bicicleta, corre-se; enfim, sempre que podem, as pessoas procuram um meio qualquer de ocupar seu tempo livre com atividades corporais. O corpo já não é tão estranho. As ideologias contra o corpo esmorecem; suas promessas não se concretizam e, para muita gente, perdem força. Para outros, sempre será melhor arriscar um fácil reino dos céus.

Criam-se, pouco a pouco, condições favoráveis para uma reflexão mais corajosa sobre o embuste do dualismo corpo-mente. O fenômeno da corporeidade ou da motricidade reclama investigações. Manuel Sérgio em Portugal (1987), Pierre Parlebas na França (1987), Jean Le Boulch na França (1987), nomes que foram ampliando um espaço dentro da Educação Física e varando obstáculos rumo às outras áreas do conhecimento. Fala-se seriamente em uma ciência que pesquise o fenômeno da motricidade humana, ou das condutas motrizes como querem alguns. Uma ciência de base que produza conhecimentos para seus possíveis diversos ramos pedagógicos, como a Educação Física, a Educação Especial, a Educação Pré-Escolar e outros, quem sabe, uma Cinepedagogia.

Mas, para isso, é preciso que as pessoas que se proponham investigar na área aprendam a caminhar com as próprias pernas. E sabemos, desde já, que os procedimentos tradicionais da ciência clássica de pouco ou nada servirão. Se servissem, depois de tantos anos medindo respirações, passadas, gorduras, batimentos cardíacos, altura e largura das pessoas, já teríamos compreendido alguma coisa desse ser locomotor, lúdico, trabalhador, que é o homem.

Mais ou menos ao mesmo tempo que os pensadores da Grécia antiga, os chineses pensaram sobre a questão do movimento dos corpos. Sabemos que Aristóteles rejeitou o princípio da inércia. No entanto, um pensador chinês formulou o princípio da inércia na mesma época em que aquele grande pensador grego o rejeitava (Piaget e Garcia, 1987). Como se explicam concepções tão diferentes ocorrendo quase ao mesmo tempo? Para Piaget e Rolando Garcia, encontra-se aí

> "... uma das raízes da relação entre a ciência e a ideologia. Para além disso, nós pensamos que a resposta a essa questão ilumina um dos mecanismos epistemológicos pelo qual a ideologia de uma sociedade condiciona o tipo de ciência que nela se desenvolve" (1987, p. 233).

Seguramente, e aí estou de acordo com Piaget e Garcia, se estamos discutindo tão mais freqüentemente sobre a questão do corpo, é porque estamos impulsionados por motivações ideológicas, de forma nem sempre clara, mas poderosa. Uma nova ideologia do corpo se desenvolve, até porque os investimentos sobre o corpo crescem a cada dia. O que me lembra o alerta de Foucault. O filósofo francês escrevia em *Vigiar e Punir* (1977) que cada vez mais nossa sociedade do lucro investia diretamente no corpo. Podemos verificar que, até algum tempo atrás, o lucro gerado pelo investimento no corpo se dava através daquilo que o recobria, que o abrigava, que o enfeitava: roupas, cosméticos, filmes e revistas. Mais recentemente, o lucro é extraído diretamente do corpo, sem que se percam os lucros anteriores. Hoje as pessoas não procuram ficar mais bonitas (de acordo com o modelo de beleza vigente) simplesmente comprando a roupa da moda. Vão a uma academia para se tornarem mais musculosas. Se preciso for, tomam drogas que aceleram o aumento da massa muscular. É passado para as pessoas, pela propaganda moderna, que esporte é saúde, que é preciso ter uma boa forma física para viver com saúde, e assim por diante. Então as pessoas vão às academias e freqüentam todos os modismos do momento. Se têm um pouco mais de dinheiro, freqüentam *spas*, que as deixam com o corpo da moda. Ou seja, o próprio corpo gera os lucros dos investidores. Aumentar a massa muscular das pessoas tornou-se um ótimo negócio. Fazer o coração suportar esforços físicos intensos é uma excelente fonte de renda. Emagrecer tornou-se questão de vida ou morte.

E quanto mais se puderem criar atividades que permitam que um grande número de pessoas sejam orientadas pelo menor número de instrutores possíveis, melhor o negócio. Claro que, para isso, o indivíduo tem que desaparecer. Voltamos às origens e fazemos as musculações, as aeróbicas, os *spas*, como se só possuíssemos a inteligência da espécie. Todos fazem tudo igual. Suprime-se quase todo o espaço de manifestação individual. Fecha-se a porta à consciência. Repete-se a monocórdia rotina que já acompanhara o praticante por todo o dia ou, se a prática é pela manhã, que o acompanhará até à noite. Porque se sabe que é confortável realizar uma prática que não suscite o conflito, que não denuncie, que não perturbe, que não desequilibre as pessoas, mesmo ao custo de nada mudar, a não ser alguns quilos de músculos ou o ritmo cardíaco (o que sempre é uma mudança, mas apenas para reforçar o que já existe). Nada como palavras ou ações que nos reforcem, que nos façam sentir seguros e confortados. Práticas que confirmem, como certa, nossa miséria cotidiana. Além disso, no fim da linha, depois de tão exaustivos treinos, poderemos sempre ficar com os corpos maravilhosos dos guias que se contorcem à nossa frente nas aulas, e que nunca conseguimos acompanhar. É o corpo que nos querem vender. É a mercadoria que pretendemos comprar. Como nos tempos dos vendedores de ilusões.

Porém, Foucault lembra-nos também (1977), o corpo não está simplesmente à mercê dos vendilhões. O corpo sabe resistir à sua maneira. Tanto que nunca se conseguiu que ele se transformasse apenas em matéria inerte, ou simples mercadoria. Nem no tempo dos escravos. Nem entre os trabalhadores braçais ou nas linhas de montagem. A sociedade tecnocrata, investindo como investiu no corpo, destacou-o, elevou-o à categoria de produto consumível e propagandeou-o. O corpo tornou-se conhecido, de uma forma ou de outra. Foram investidos rios de dinheiro para mostrar o corpo, para que as pessoas acreditassem que possuíam um corpo que tinha que ser cuidado. Ou seja, a sociedade de consumo fez as pessoas falarem do corpo, se preocuparem com ele.

Como se vê, a alienação caminha a passo com a conscientização. A tecnocracia comporta suas próprias contradições. Até porque todas as pessoas são, num certo nível, conscientes de si mesmas, caso contrário, não poderiam mover um braço sequer. O mesmo processo alienante que quer vender para as pessoas seus próprios corpos acaba por elevar o corpo à categoria de objeto de preocupações, de conscientização, de investigação. Criam-se as condições históricas — e não digo que é apenas por causa disso — para que o corpo seja melhor compreendido. Quando digo corpo, incluo ação corporal, motricidade, condutas motoras, corporeidade, e toda a família que se pode incluir num grande sistema que aqui chamo de corpo. Ainda recorrendo a Piaget e Garcia:

> "Para nós, a cada momento histórico e em cada sociedade, predomina um determinado quadro epistêmico, produto de paradigmas sociais e que é a origem de um novo paradigma epistêmico." (1987, p. 234.)

Investigando a complexidade

Considerando que estamos a viver condições históricas favoráveis à investigação da problemática da corporeidade, não serão pequenos os obstáculos que se interporão a essa investigação. A Educação Física, ramo do conhecimento que tem se preocupado mais especificamente em abordar as questões corporais, quase sempre de forma prática e muito pouco teórica, na sua incipiente pesquisa tem recorrido, na maioria das vezes, aos procedimentos clássicos de investigação. Não custa lembrar Bateson (1987) quanto a ser impossível descrever com precisão, através de palavras, imagens, sons, o que é sangue, músculos, nervos, etc. Isso dá bem uma idéia do quanto se torna difícil a descrição das ações corporais humanas, em toda a sua complexidade.

O que se andou fazendo, a respeito das condutas motoras, é o que sempre se aprendeu com a ciência tradicional: reduzir o complexo ao simples e descrevê-lo, e explicá-lo, e pseudocompreendê-lo. O fenômeno humano da motricidade, por exemplo, foi sempre reduzido a particularidades extremamente simples, como se fosse possível explicar um fenômeno de tal magnitude apenas pela medição da gordura corporal, ou da circulação sangüínea, ou da resistência a uma corrida longa, da força de pernas e assim por diante.

Quem investiga no campo da motricidade humana tem que começar por desmistificar a ciência. Tem que começar por romper com quaisquer obstáculos a uma visão de complexidade. De minha parte, eu seguiria as sugestões de Paul Feyerabend, quando escreveu *Contra o método*:

> "Os que tomam do rico material da história, sem a preocupação de empobrecê-lo para agradar a seus baixos instintos, a seu anseio de segurança intelectual (que se manifesta como desejo de clareza, precisão, 'objetividade', 'verdade'), esses vêem

claro que só há um princípio que pode ser defendido em todas as circunstâncias e em todos os estágios do desenvolvimento humano. É o princípio: tudo vale." (1985, p. 34).

Será preciso convencer as pessoas que investigam o universo corporal a vencer as tentações da ciência clássica, dos procedimentos mais confortáveis, da idéia de certeza, do reducionismo simplista. Não será mais difícil investigar a complexidade que a simplicidade. Difícil será romper nossos próprios obstáculos internos, depois de tanto treino intelectual, de tanta herança positivista. Creio que, sobre isso, Feyerabend descreve bem a todos nós:

> "Assim como um animal bem-adestrado obedecerá ao dono, por maior que seja a perplexidade em que se encontra e por maior que seja a necessidade de adotar novos padrões de comportamento, assim também o racionalista convicto se curvará à imagem mental de seu mestre, manter-se-á fiel aos padrões de argumentação que lhe foram transmitidos e aceitará esses padrões, por maior que seja a perplexidade em que se encontre, mostrando-se incapaz de compreender que a 'voz da razão' a que dá ouvidos é apenas o efeito causal tardio do treinamento que recebeu." (1985, p. 32)

Comecemos por reintegrar o observador na observação. "Nenhuma ciência quis conhecer a categoria mais objetiva do conhecimento: a do sujeito conhecedor" (Morin, 197?, p. 15). Foi como se o sujeito conhecedor não existisse. Como se o astrônomo nada tivesse a ver com os astros. As ciências sociais chegam a monopolizar de tal forma seu campo de investigação que parece que as outras ciências não podem ser sociais. O investigador é tão convencido a renunciar ao conhecimento, que ele terá que saber muito pouco de quase nada. No final, de nada saberá, ou de nada valerá seu conhecimento (Morin).

O que há de mais desconhecido hoje que a corporeidade? Por mais que nos tenhamos debatido, só enxergamos fragmentos do humano. Quisemos reduzir o complexo ao simples e não compreendemos nada. Porque a atividade corporal humana é caótica, e é assim que deverá ser investigada. Nunca esquecerei, antes de iniciar alguma pesquisa que aborde a problemática do corpo, o que li em Morin:

> "Em ciência, e sobretudo em política, as idéias, muitas vezes mais obstinadas do que os fatos, resistem ao embate dos dados e das provas. Efetivamente, os fatos quebram-se de encontro às idéias, quando não existe nada que possa reorganizar a experiência de modo diferente. Assim, nós sentimos a cada instante, ao correr, caminhar, amar, pensar, que tudo o que fazemos é simultaneamente biológico, psicológico e social. Contudo, a antropologia pôde proclamar diaforicamente, durante meio século, a disjunção absoluta entre o homem (biológico) e o homem (social)." (p. 24).

Então, usemos a ousadia, deixemos o medo de lado, e partamos sem o método. Para pesquisar o fenômeno novo, que não é novo, mas não tem sido investigado, temos que aprender a formar o método durante a própria investigação. Já sabemos, de antemão, alguma coisa sobre o método que não serve. Por exemplo, as medições, as análises quantitativas, sozinhas, nunca bastarão para compreender o fenômeno da motricidade humana. Teremos que lançar mão das análises qualitativas. Teremos que considerar o contexto histórico, cultural, social, político onde se desenrola o fenômeno. Teremos que considerar nossa própria condição de pesquisadores profundamente envolvidos com o objeto pesquisado. Teremos, enfim, que nos livrar dos preconceitos, ou que ser disciplinados para controlá-los, para conviver com o que Morin chama de O Espírito do Vale:

> "Senti-me ligado ao patrimônio planetário, animado pela religião daquilo que liga, a rejeição daquilo que rejeita, uma solidariedade infinita: aquilo a que o Tao chama o espírito do vale: 'recebe todas as águas que nele afluem'" (p. 27).

Não encontraremos um fenômeno ordenado. Posso adiantar que, se quisermos encontrar a ordem, teremos que observar com atenção a desordem. Mas, se quisermos encontrar a desordem, basta observar a ordem. Não encontraremos um fenômeno simples. Não encontraremos um fenômeno igual a qualquer outro. Nada compreenderemos sempre que tentarmos compreender a parte isolada do todo. Nada compreenderemos sempre que tentarmos compreender o todo independentemente das partes. A ordem não precisa de um espaço neutro para se constituir. Seu nicho ecológico é a própria desordem, o caos, a catástrofe, a degradação e tudo aquilo que assusta os olhos positivos da ciência clássica.

> "O nosso mundo organizado é um arquipélago de sistemas no oceano da desordem. Tudo o que era objeto tornou-se sistema. Tudo o que era unidade elementar, incluindo sobretudo o átomo, tornou-se sistema." (Morin, p. 96)

A ciência contemporânea anunciou, então, a existência do sistema. Só há uma saída para não continuar considerando o cérebro superior à mão no ato de pegar. Não há como romper com o embuste do dualismo corpo-mente, ou homem-natureza, que não seja assimilando a idéia de sistema. As coisas não podem ser compreendidas isoladamente, mas apenas enquanto integrantes de um sistema, de uma totalidade, em função da qual funcionam.

O método utilizado

Para se realizar como existência no mundo, o homem recorre à motricidade. Todos os que não são pedras ou plantas precisam se locomover para viver. O alimento não vem ao ser animal como vem às plantas: pela fotossíntese. O animal, ao contrário, precisa ir atrás do alimento. É o que explica tantas pernas e braços, coluna vertebral, ATP, flexões, extensões, saltos, giros, etc. Os animais superiores apresentam características de mobilidade muito desenvolvidas, o que lhes é vital. Porém, apesar disso, não queremos chamar de motricidade a todo movimento animal. Reservamos o termo apenas para o homem, como o fizeram Merleau-Ponty (1985), Arnold Gehlen (1980) e Manuel Sérgio (1987). Motricidade é a intencionalidade operante, isto é, o movimento do ser que age de acordo com intenções (1987). Sempre, em qualquer circunstância, o homem, o animal de cultura, executa conscientemente seus movimentos. Poder-se-ia argumentar em contrário que certos movimentos são reflexos, automáticos, inconscientes, como o retirar de um braço que sofre um choque, ou o mamar de uma criança recém-nascida. De fato, pouco se sabe ainda sobre a intencionalidade do recém-nascido, mas se sabe de uma lógica extremamente bem desenvolvida dos primeiro movimentos aplicados às necessidades básicas. É difícil não falar de intencionalidade naquelas descrições que Piaget faz do bebê que reconhece o seio do não-seio, nos momentos em que sente fome (1978).

> "Com efeito, se, como é provável, certos estados de consciência acompanham um mecanismo reflexo tão complicado quanto o do instinto de sucção, esses estados de consciência possuem uma história interna. O mesmo estado de consciência não poderia reproduzir-se duas vezes idêntico a si próprio: se ele se reproduz, então é porque adquire mais alguma qualidade nova de *déjà-vu*, etc., portanto, alguma significação." (p. 49)

Quanto aos demais casos, por mais automático que seja o gesto, a consciência acompanha globalmente a situação. O sujeito sabe o que está acontecendo, mesmo que não tenha intencionalmente retirado o braço. Não se pode considerar isoladamente o movimento de um braço. Nesse momento, o braço é parte de um sistema integrado igualmente pelo cérebro ou pelo tronco.

Pois bem, esse animal que é o homem age movido por intenções. Por exemplo, quando quero escrever um texto, antecipa o texto que vou escrever a intenção de escrevê-lo. Com mais ou com menos tempo de antecedência, é claro para mim que pretendo escrevê-lo. Porém, por mais que eu tenha essa intenção, nada aconteceu ainda. Nada se realizou. Se eu não mobilizar os mecanismos de que disponho para realizar tal intenção, nada se concretizará. Então, o que eu faço em seguida à minha intenção de escrever é mobilizar cérebro, braços, mãos, tronco, etc., e transcrever para um papel minhas idéias. Portanto, eu, nesse momento, realizo minha intenção, eu opero minha intenção. Mas que não se pense que a intenção é somente a idéia que antecede o ato. A própria interação do sujeito com o mundo através de suas sensações, de sua motricidade, confere significado ao objeto, promovendo a intenção. Ou seja, a intenção não se isola da motricidade. A intenção que antecede o ato já estava no ato que a antecedeu.

Sendo assim, verifica-se uma diferença, em termos de complexidade, entre a ação do homem e a dos outros animais. A ação humana é a expressão de uma complexidade que, no homem, atinge um nível extremo, inclusive porque, a cada gesto, sua história e sua cultura são afirmadas. Pela motricidade o homem se afirma no mundo, se realiza, dá vazão à vida. Pela motricidade ele dá registro de sua existência e cumpre sua condição fundamental de existência. A motricidade é o sintoma vivo do mais complexo de todos os sistemas: o corpo humano. Pela corporeidade ele dá testemunho de sua condição material, de sua condição de corpo. É pela corporeidade que o homem diz que é de carne e osso. Ela é a testemunha carnal de nossa existência. A corporeidade integra tudo o que o homem é e pode manifestar neste mundo: espírito, alma, sangue, ossos, nervos, cérebro, etc. A corporeidade é mais do que um homem só: é cada um e todos os outros. A motricidade é a manifestação viva dessa corporeidade, é o discurso da cultura humana. Enfim, o desenvolvimento da motricidade cumpre um desígnio fundamental: viver. Quem me dera morrer de tanto viver!

A motricidade e a corporeidade são a síntese, e isso é o que tem embaraçado a ciência quando procura investigá-las. Como elas não se reduzem a planos como o social, o psicológico, ou o afetivo, torna-se difícil compreendê-las. É na motricidade que o sensível e o inteligível se integram. Ou seja, é no real que se integram, ao passo que se separam apenas nas representações que fazemos do real. Descrever o homem se movimentando é descrever sua inteligência. Descrevê-lo em ato é descrever seus sentimentos, e assim por diante. Descrever a motricidade é descrever um sistema em funcionamento. Trata-se, na verdade, de descrever a única realidade visível do ser humano. Faço uma analogia com o que Edgar Morin afirma de sistema:

> "O fenômeno é aquilo a que nós chamamos natureza, que é precisamente essa extraordinária solidariedade de sistemas encadeados, edificando-se uns sobre os outros, pelos outros, com os outros: a natureza, são os sistemas em rosários, em cachos, em pólipos, em arquipélagos." (p. 97.)

A motricidade é um desses sistemas da natureza, a corporeidade é um outro sistema. Ora um é subsistema do outro e vice-versa. O que importa destacar é essa solidariedade sistêmica, fora da qual não há compreensão possível. O sensível sempre foi incompreendido quando visto fora desse sistema que também integra o inteligível. O inteligível nunca foi visto no corpo porque não era uma visão de sistema que o observava.

Desde o início deste trabalho, portanto, que venho realizando um grande esforço para não isolar, para não fragmentar, de modo que, ao chegar ao seu final, tenha tido alguma chance de compreender alguma coisa sobre o corpo, sobre o sensível, sobre o inteligível. Mesmo que eu saiba, sem ilusões, que tudo o que sabemos sobre o real são as representações que podemos fazer dele... e nada mais.

Nos estudos que descreverei logo adiante, propositalmente escolhi descrever ações motoras. Não menos propositalmente escolhi ações de crianças jogando. Crianças porque acredito que são capazes de manifestar sua existência com menos censura, com menos bloqueios. Jogando porque acredito ser o espaço lúdico o mais livre de pressões para que as pessoas representem simbolicamente sua existência.

As ações que serão descritas foram todas colhidas dentre as muitas que foram filmadas em quase dois anos de trabalho com crianças, no que chamávamos Escolinha de Esportes, realizado na Faculdade de Educação Física da Unicamp. Essa escola de esportes não foi uma criação projetada para servir a essa investigação. Ao contrário, a investigação é que nasceu motivada pelo trabalho que se fazia na escolinha.

Duas vezes por semana, crianças do bairro onde se localiza a Unicamp se dirigiam ao campus para praticar futebol, além de realizar inúmeras atividades que complementavam o ensino do futebol. Eram orientadas por mim, que coordenava o trabalho, e por seis de meus alunos: Érica Hellen O. Pereira, Marcelo Diversi, Laércio Claro Pereira Franco, José Eduardo Passos Guedes, Leonardo Tavares Martins e Fernando Luiz Médici. Recorríamos, de modo geral, a atividades da cultura infantil, as mais familiares àquelas crianças. Por isso escolhemos como tema básico o futebol. Posteriormente incluímos a capoeira como um dos temas principais no ensino das atividades motoras.

Não é o caso de ficar aqui descrevendo toda a rotina da Escolinha de Esportes. Julgo importante apenas destacar o fato de que, propositalmente, não programamos aquelas atividades para fazer pesquisas. Quando resolvemos fazer as pesquisas, consideramos ser muito importante descrever e analisar os flagrantes colhidos pelo filmador, isto é, alguma coisa um pouco mais próxima da realidade que atividades programadas e executadas em ambiente laboratorial.

Este é o ponto também de esclarecer, como julgo já ter o leitor observado até agora, que este trabalho não se limita à descrição de pesquisas. Trata-se de uma tese sobre o sensível e o inteligível que utiliza três pesquisas para recolher argumentos em favor de uma idéia: a de que sensível e inteligível são entidades solidárias, que não se localizam, uma na mente, e a outra no corpo. Ambas são parte de um mesmo ser, o ser humano, e não são mais importantes uma que a outra.

Inicialmente percorri um caminho de argumentação teórica, em torno de idéias próprias, retiradas de minhas observações ao longo de vários anos de práticas corporais, comigo mesmo e com os outros, além de dialogar constantemente com os autores que julgo poderem subsidiarme de matéria para reflexão. Tenho a intenção de desenvolver um programa teórico que julguei seria pouco consistente sem a utilização de argumentos retirados da prática, especialmente por se tratar de ações corporais. E também, é bom declarar, porque é preciso confirmar que aquilo que se projeta em idéias pode ser constatado em prática. Em seguida, passo a argumentar sobre o sensível e o inteligível — entidades que, para mim, se con-fundem — utilizando os estudos que realizei com as crianças.

Nos três estudos investiguei praticamente o mesmo fenômeno. De modo geral, a motricidade humana. De modo mais particular, observei o inteligível e o sensível presentes, ambos nas mesmas ações motoras. Tentei demonstrar que cada gesto descrito configurava um sistema que incluía os movimentos necessários à sua realização. Isto é, se o objetivo era dar um chute numa bola, naquele momento a conduta motora de chutar ao gol constituía o sistema maior, a totalidade que integrava corrida, parada, flexões, extensões, braços, pernas, cabeça, tronco, quadril, etc., num complexo impossível de se descrever completamente. Tentei deixar claro que o funcionamento de um tal sistema dava provas da inteligência humana, independentemente de se poder inferir o que pensava o sujeito. Ao mesmo tempo, os detalhes de cada descrição envolviam progressivamente o pesquisador com o objeto pesquisado, mostrando que o sensível e o inteligível atribuídos ao sujeito são também o sensível e o inteligível do pesquisador. Por exemplo, quando se falava de igualdades e diferenças, ficou claro que, nos lugares onde se esperava encontrar apenas o inteligível, isto é, o pensamento, encontrou-se também o sensível. Mais adiante isso ficará mais claro, mas, para adiantar, há um momento em que os olhos não enxergam mais as igualdades, mas nosso sistema humano, como um todo, continua a afirmá-las. Estamos a falar dos olhos e do pensamento do pesquisador. Ou seja, continuamos a enxergar as igualdades, não mais com nossos olhos, mas com nosso espírito. Na sede do inteligível há um sensível que enxerga o que os olhos não vêem mais.O pesquisador que pesquisa o sujeito se pesquisa. O espírito, a inteligência, o sensível e o inteligível não habitam o cérebro, as mãos ou o coração: habitam a totalidade, estão em toda parte e em nenhuma. É a totalidade que vê.

O primeiro desses estudos recolhe argumentos a respeito das igualdades e diferenças. Descrevo crianças realizando, aparentemente, o mesmo ato, isto é, chutando bolas a gol num jogo de futebol. São feitas minuciosas descrições de seus gestos e, em seguida, análises quantitativas e qualitativas.

O segundo estudo é uma analogia com um quebra-cabeça oriental chamado Tangran. No quebra-cabeça são apresentadas sete peças geométricas ao praticante e uma figura em negro representando uma ave, uma letra, etc. O problema é compor, com as sete peças, a figura em negro. No quebra-cabeça, a figura em negro é o todo, e as figuras geométricas, as partes. As crianças realizavam um movimento de capoeira e considerei, em sua motricidade, os gestos de sete peças corporais: cabeça, dois braços, duas pernas, tronco e quadril. Como a criança, vendo o gesto realizado por um professor (a figura em negro), compunha tal gesto com suas sete peças corporais?

No terceiro estudo, flagrei um grupo grande de crianças brincando de passar correndo sob uma corda que era batida por duas pessoas, como na brincadeira de pular corda. A diferença estava em que elas não pulavam corda, mas passavam por baixo dela sem se deixar tocar pela corda. As crianças estavam aparentemente em desordem, isto é, não havia nenhuma ordem preestabelecida pelo professor ou por elas para realizar a brincadeira. Notei que, de alguma forma, havia alguma ordem implícita nas ações do grupo, pois a brincadeira era realizada com relativo êxito. Então resolvi descrever os movimentos de passagem de cada sujeito, fazendo uma observação da relação entre eles, para tentar compreender a ordem talvez ali existente. Por outro lado, descrevi a mesma situação depois de uma determinação prévia de ordem, quando as crianças tinham que passar duas a duas necessariamente.

Adianto que tudo o que pude ver foi a impossibilidade de compreender o que quer que seja fora da totalidade sistêmica. Jamais eu poderia compreender a questão do sensível e do inteligível fora da abordagem de sistema que fiz. Não quero dizer que compreendi esse fenômeno suficientemente. Mas, para compreendê-lo fora dessa perspectiva, eu teria que reduzi-lo, fragmentá-lo, tornar o complexo simples.

Recorri, em todos os experimentos, aos procedimentos de análise qualitativa numa modalidade que chamamos estrutura do fenômeno situado (Martins, Bicudo, 1989). Ou seja, situei o fenômeno o melhor possível, na minha perspectiva de pesquisador. Usei o recurso de tratar as descrições em sucessivas filtragens, como num sistema de destilação. Num primeiro momento colhemos as descrições das crianças em filmagens. As crianças faziam suas descrições em gestos, assim o entendemos. Chamei a isso descrições ingênuas, as primeiras, sem a interferência do pesquisador. Em seguida, filmamos as cenas, incluindo aí a primeira interferência do pesquisador. Quem filma é o pesquisador, com uma determinada máquina, em certos ângulos, somente alguns detalhes, etc. Portanto, a filmagem já reduz a descrição à perspectiva do pesquisador. O próximo passo foi passar das filmagens às transcrições. Era já uma segunda redução. Como se tornava impossível descrever todos os movimentos, de tão complexos, em cada experimento defini as categorias que mais me interessava analisar. E então defini o que chamei de unidades de significado, isto é, as partes da descrição que continham, para o pesquisador, mais significados relativos às categorias definidas. Os significados referiam-se exclusivamente àquilo que fornecia elementos analisáveis. Se essa terceira redução não se mostrasse ainda suficientemente clara para a análise do pesquisador, reduzíamos mais ainda as unidades, chegando, num dos casos, a cinco reduções. Podia ser menos ou mais de cinco, não importa, desde que o fenômeno finalmente se mostrasse suficientemente visível para ser compreendido.

Neste ponto, quero chamar a atenção para um aspecto que me sobressaltou num dado momento. Reconheci, inicialmente, os gestos das crianças como sua descrição ingênua, isto é, aquela descrição que não passa pela interferência transformadora do pesquisador. Portanto, o que primeiro se considera neste experimento é uma primeira linguagem com a qual temos que lidar: a linguagem do sujeito pesquisado. Essa era uma linguagem que, da forma como estava posta, não me era acessível. Era preciso transformá-la em uma outra, à qual eu tivesse acesso, isto é, minha própria linguagem. E foi o que fiz em seguida. Pouco a pouco, pelas descrições que fui fazendo, pelas definições das unidades de significado, pelas reduções, pelas tabelas e comentários, criei uma linguagem própria do pesquisador, uma linguagem muito particular que serviria somente a ele. Essa era a linguagem que eu poderia compreender. Houve, como se pode notar, uma metamorfose: da linguagem do sujeito pesquisado para a linguagem do pesquisador. Todas as análises, todas as interpretações seguintes, foram feitas pelo pesquisador sobre a sua linguagem própria. Porém, assim como o pesquisador tinha dificuldades para lidar com a descrição ingênua do sujeito pesquisado, o leitor deste trabalho teria dificuldade para lidar com a linguagem particular do pesquisador. Foi então que, num terceiro momento, transformei a linguagem do pesquisador numa linguagem do leitor, numa linguagem que pudesse comunicar tanto a linguagem do sujeito pesquisado como a do pesquisador, ao sujeito leitor.

Creio que esse processo que acabo de escrever é comum na ciência. Comum, porém pouco reconhecido pelas próprias pessoas que fazem ciência.

Voltando às pesquisas, já declarei anteriormente os motivos por que escolhi as crianças e os jogos. Não interessa, para este caso, descrever as características físicas, etárias ou sociais das crianças. Como quer que se movimentassem, influenciadas pela cultura ou pelas condições biológicas, o fenômeno observado não seria alterado. Sempre apresentariam a originalidade do gesto que vi nessas crianças. Sempre seriam inteligentes e sensíveis. Sempre seriam iguais e ao mesmo tempo diferentes umas das outras. Sempre agiriam com ordem e desordem ao mesmo tempo. O que eu procurei ver o veria em qualquer criança.

CAPÍTULO IV

TRÊS ESTUDOS SOBRE O SENSÍVEL E O INTELIGÍVEL

Para além das igualdades e diferenças*

A igualdade, que não sabemos ao certo como e quando existe, foi banalizada em muitas instituições; por exemplo, na escola. A igualdade é afirmada e reafirmada toda vez que vemos ações sendo realizadas com inúmeros indicadores de identidade mútua. Porém, afirmamos a igualdade por algum motivo que não sabemos ao certo o que é, pois, no detalhe de qualquer descrição, a diferença mostra-se muito mais visível que a igualdade. Como será que se mostram essas igualdades e diferenças nas ações de crianças brincando?

Conforme já afirmei anteriormente, a escolha de crianças, para este estudo, não foi casual ou aleatória. Preferi analisar ações de pessoas que se manifestam com menos censura. Escolhi a brincadeira, ou o jogo, porque prefiro verificar o fenômeno em questão em uma situação lúdica, portanto, mais livre para manifestações. E mais, escolhi, neste estudo, uma situação comum no jogo de futebol, uma atividade conhecida por quase todos os brasileiros, e praticada por uma boa parte de nossas crianças. Portanto, uma situação nada estranha ao universo cultural das crianças aqui analisadas.

Como se mostram as igualdades e diferenças em crianças que praticam chutes a gol em jogo de futebol? Estou especificando um pouco mais a pergunta. Mas por que a pergunta? É porque, conforme espero ter

(*) Com a colaboração do professor Laércio Claro Pereira Franco.

deixado claro, não parto, para este estudo, desde o início, de hipóteses, ou de problemas definidos. Parto de perguntas. Se eu não me interrogasse, não haveria por que pesquisar. E, se pergunto, é porque não sei. E, se pergunto, não sei exatamente o que a investigação me poderá responder.

Quando as crianças realizavam suas atividades na Escolinha de Esportes, eu as filmava, guardando as cenas para, posteriormente, realizarmos as análises. As análises se deram a partir da definição de unidades de significado, isto é, aquilo que, para o pesquisador, soava mais significativo das transcrições que fazia das cenas filmadas. Ou seja, aquilo que poderia melhor responder à interrogação inicial.

A partir da primeira redução, neste caso, a transcrição das cenas, eu verificava se o material reduzido permitia uma compreensão do fenômeno estudado. Se essa compreensão ainda não fosse possível, reduções seriam realizadas, até que se tornasse possível a compreensão do fenômeno interrogado.

Trata-se, neste caso, de compreender o fenômeno através de certas análises qualitativas que exigiram, em alguns momentos, uma certa análise quantitativa, como se verá ao longo do texto.

A complexidade oculta

Gestos aparentemente tão simples como os de crianças chutando a gol em um jogo de futebol podem, na verdade, ocultar uma extrema complexidade. Nada do que ocorre com o homem é simples. Somos seres de altíssima complexidade. Nosso envolvimento, em cada gesto, é total. As organizações universais se sucedem em níveis de complexidade crescente, culminando com o homem. Se imaginarmos uma pirâmide de complexidade, nossa espécie compõe seu topo. Ao estudar fenômenos humanos, é necessário considerar que fenômenos complexos não podem ser tratados de forma simples. Para Edgar Morin, "o simples não passa dum momento arbitrário de abstração arrancado à complexidade" (p. 143).

Mergulhando como mergulhamos no universo da motricidade humana, não caberia aqui nenhuma forma de simplificação, sob pena de, mais uma vez, mutilarmos o homem, como de resto, já estão mutilados todos os nossos conceitos.

Para nós, tanto faz que seja uma corrida, um chute a gol, uma seqüência de pingos d'água ou condições meteorológicas. Tudo na natureza é complexo e é assim que deve ser tratado. Nós, os homens, "somos...", como afirmou Hubert Reeves, "...filhos de um cosmo que nos deu à luz após uma gravidez de quinze bilhões de anos" (1988, p. 179).

"...é importante assinalar que a vida, com seus correspondentes aspectos biológicos e sócio-culturais, já não parece ser uma exceção às leis da natureza, e não logra seu propósito graças à intervenção exclusiva de um exército de demônios de Maxwell em luta com as leis da natureza. Esses aspectos da vida parecem estar mais bem de acordo com tais leis, se se têm devidamente em conta as importantes características da 'instabilidade' e da 'não linearidade'." (Prigogine, 1988, p. 225.)

Criança ideal ou criança real?

Tenho verificado que, quando tratamos com seres humanos, procuramos tratar com seres ideais e não exatamente com seres reais. Nós idealizamos as pessoas, as coisas, o mundo, que é como queremos que sejam, o que dá a exata medida do nosso fracasso em nossas intervenções — um dos resultados da simplificação do complexo. A escola não foge à regra; o esporte também não. Quando ensinamos matemática ou futebol às crianças, como esperamos que sejam? Qual a forma ideal de chutar uma bola ao gol? E há quem procure dar uma resposta para isso. Permita-me o autor (Fraccaroli, 1981) citá-lo para ilustrar o que afirmo:

> "O certo é colocar o pé de apoio um pouco atrás e lateralmente, estando a ponta dos artelhos ao nível da bola... No contato com a bola, o pé deverá estar rígido de acordo com a terceira lei de Newton e, no final, é dirigido para a linha média do corpo..." (1981, p. 179).

Um preciosismo de definição, e o autor até pode se dar o direito de recorrer à mecânica para definir o chute a gol ideal. Mas não foi por acaso que recorreu a Newton. Imaginem um professor desavisado que leve tal recomendação ao pé da letra, o que não creio que tenha sido a intenção no texto citado. Mas, sendo o chute a gol uma conduta tão humana, talvez ele devesse ter lançado mão da física contemporânea.

O grave do problema é que vivemos aplicando nosso idealismo a universos sempre mais amplos: qual o aluno ideal? Qual a criança ideal? Qual o mundo e a sociedade ideais?, e assim por diante. Mais grave ainda é julgarmos saber as respostas para tais perguntas. Seriam também as leis de Newton que orientariam as respostas a todas essas perguntas? Para uma certa tradição científica, sim. Para uma certa obsessão ideológica, sim.

Procurei não analisar uma criança ideal, mesmo consciente das dificuldades, e até da impossibilidade de identificar o real. Nossas crianças deveriam chutar como Pelés, Maradonas, Rivelinos? A orientação segundo os modelos ideais procura fazer com que todos se tornem iguais. Portanto, devem ser treinados para serem iguais. Mas o observador, e aqui, mais especificamente, os pesquisadores, tiveram que refrear seu idealismo ao analisar os comportamentos das crianças. Qualquer observador que conseguir pôr freio às suas projeções verá que a criança que resolve seus problemas de matemática não é nenhum Von Newmann, ou que aquela que rabisca seus desenhos é bem diferente de Portinari. Pode ser decepcionante para um pai ou para um professor verificar que a criança que eles tentam ensinar não corresponde ao seu ideal de criança ou de homem, mas é melhor que isso seja descoberto logo.

Em nenhum dos casos aqui analisados as crianças apresentaram histórias idênticas. Oito crianças, oito histórias diferentes, como diferentes são suas histórias de vida, como diferentes são os átomos do universo ou as células do nosso organismo. Todas as oito crianças construíram seus gestos a seu modo, orientadas pelo objetivo e pelo desejo de fazer o gol. Todas obtiveram êxito em suas tarefas e, no entanto, por caminhos muito diversos. No entanto, por paradoxal que pareça, todas foram, em todo o tempo, também iguais. Dizemos isso porque, se para o senso comum a igualdade em casos como este é uma evidência, para a ciência o evidente tem sido a diferença. Queremos chamar a atenção é para a solidariedade aqui manifestada, entre a igualdade e a diferença.

As condições gerais da pesquisa

Neste estudo, chamamos de êxito não necessariamente conseguir marcar o gol nas cobranças de penalidades. Mesmo quando a bola fosse defendida pelo goleiro ou chutada para fora, não queria isso dizer que não fosse bem chutada, desde que o fosse com uma certa força, em direção ao gol, às vezes batendo na trave, às vezes passando rente ao travessão, etc. Ou seja, realizar bem a tarefa significava marcar o gol ou se aproximar disso, realizando movimentos considerados, no seu conjunto, tecnicamente bons para as expectativas de um trabalho como o que fazíamos na Escolinha de Esportes. Essa definição de critérios de êxito obedeceu a considerações técnicas decididas por quem orientava as crianças e era especialista no assunto. A escolha dos oito sujeitos estudados nesse experimento obedeceu a esse critério de êxito descrito, uma vez que nos interessava mostrar as igualdades e diferenças entre crianças que se identificassem por alguns aspectos, entre eles, um certo sucesso na realização da tarefa proposta.

A precariedade dos instrumentos de registro e análise dos gestos tornaram, neste trabalho, difíceis as condições para se precisar as posições corporais dos sujeitos da pesquisa numa ou noutra das fases da conduta motora aqui investigada. Por isso criamos uma flexibilidade maior na definição das categorias, optando por tê-las em menor quantidade. Afinal, como se perguntará durante as descrições, o que é um tronco com inclinação acentuadamente à frente? Mas, por outro lado, o que é um corpo ereto? Nossas categorias são arbitrárias, como o são as categorias criadas por qualquer pesquisador. Neste caso, quadril baixo é aquele que aparece aos olhos do pesquisador como baixo, e tronco inclinado à frente é aquele que assim parece ao pesquisador. Um critério frágil? Sim, mas, comparando-se as posições corporais das crianças umas com as outras, podem-se definir com um mínimo de precisão grupos de categorias. Filmadoras mais poderosas, *softwares* e computadores modernos poderiam ajudar a definir melhor as categorias consideradas e até permitir uma definição de maior número delas. Apesar disso, como se verá, a falta de tais instrumentos pouco prejudicou o entendimento do problema, tanto quanto a sua presença certamente poderia facilitar as análises. Percebe-se com facilidade que uma tecnologia mais avançada, permitindo analisar mais e melhor as categorias, só explicitaria melhor o fenômeno investigado, ao invés de ocultá-lo, o que equivale a afirmar a complexidade do fenômeno da motricidade humana.

De modo geral, a situação apresentada aos sujeitos desse experimento consistia no seguinte: foram todas reunidas, cerca de trinta crianças entre sete e doze anos, em um ginásio de esportes coberto, quando lhes foi apresentada a tarefa de cobrarem penalidades máximas, isto é, chutes a gol a partir de uma marca determinada denominada marca de pênalti. Cada sujeito do grupo realizaria alguns chutes, não lhes sendo determinada qualquer forma específica de fazê-lo, a não ser os procedimentos habituais previstos pelas regras, quais sejam, colocar a bola parada na marca de pênalti, aguardar o comando do juiz e chutar a bola. Não havia qualquer exigência quanto à performance.

Na modalidade de pesquisa aqui adotada, o pesquisador interroga o fenômeno, fazendo-o na sua perspectiva a respeito dos acontecimentos. É necessário, como escreve Moreira, "... *trazer à luz para compreensão, os momentos da pesquisa qualitativa do fenômeno situado*" (1990, p. 119). A perspectiva aqui tomada é a da complexidade das habilidades motoras. O que o pesquisador interroga, neste caso, é: "Como se mostram as habilidades motoras em crianças realizando chutes a gol?".

Neste estudo, consideramos que a mais fiel descrição possível seriam as próprias expressões corporais dos sujeitos. Diferente do que ocorre com os discursos falados ou escritos, as expressões corporais apresentam-se de uma tal complexidade que seu registro integral torna-se, a meu ver, impossível. Daí afirmarmos que uma pesquisa como esta só pode ser perspectival.

O recurso que consideramos mais apropriado para colher os dados foi a filmagem. Utilizando uma câmera de gravação em videocassete, filmávamos todas as aulas da Escolinha de Esportes da Unicamp. Julgamos que, dessa forma, perderíamos menos das descrições das crianças. Sabíamos que as expressões corporais exprimem toda a complexidade de que se compõe um ser humano, mas, dados os objetivos deste estudo, a filmagem foi feita de forma a colher ao menos aquilo que poderia constituir respostas ao que o pesquisador interrogava.

Só interessa ao pesquisador analisar, nesta modalidade de pesquisa, aquilo que se mostra significativo para ele no discurso do sujeito. Claro que nem tudo o que fora filmado interessava à análise. Então era preciso separar o que interessava do que não interessava. Para tanto, tivemos que, inicialmente, transformar em matéria escrita os filmes realizados com as crianças. Feito isso, passávamos às definições daquelas unidades escritas que mais nos pareciam significativas.

Neste ponto, vale esclarecer que, desde a primeira descrição, aquela feita pelos sujeitos através de suas expressões corporais, elas já haviam sofrido duas transformações. A primeira, realizada pelas filmagens; a segunda, a transcrição das cenas filmadas. Ou seja, desde as atividades da aula de esportes até agora, já se passaram três momentos de observação.

A cada momento, daqueles descritos aqui, realiza-se uma redução do fenômeno. O fenômeno só não é reduzido no primeiro momento, quando da realização das atividades de chutar a gol pelas crianças. Desde as filmagens que o fenômeno sofre reduções. E terá que sofrer todas as que forem necessárias para ficar claro à análise do pesquisador.

As categorias consideradas nesta pesquisa referem-se a alguns dos movimentos corporais realizados por todos os sujeitos da pesquisa, desde o momento em que iniciavam a corrida de preparação para o chute até o momento em que arremessavam a bola em direção ao objetivo. Foram definidas as seguintes categorias: 1) quantidades de passadas; 2) movimentação dos braços; 3) pé de apoio no momento do chute; 4) movimentação das pernas; 5) altura do quadril; 6) inclinação do tronco. Em cada uma dessas categorias foram identificadas três ou quatro subcategorias. As tabelas seguintes mostram as convergências e divergências entre os oito sujeitos pesquisados.

Nossa preocupação nesta pesquisa não é, como na análise psicológica, com compreender as idéias, mas, sim, com a compreensão da motricidade. Cremos que, tratando-se de analisar a motricidade, síntese da unidade do homem, um método que busca as representações ideográficas serve muito bem aos nossos objetivos. As ideologias estão nas expressões corporais, mesmo que não consigamos entendê-las com facilidade. As ideologias das pessoas vão além daquilo que elas falam. O discurso pode até ser, inclusive, uma tentativa de disfarce ideológico. Entender as expressões corporais, as tensões, as posturas, as explosões e contenções motoras, poderá levar a uma desmistificação de muitos discursos ideológicos.

Análise qualitativa do comportamento motor dos sujeitos realizando chutes a gol

Conforme já afirmei anteriormente, eu jamais poderia passar para o texto uma descrição absolutamente fiel dos acontecimentos aqui analisados. As descrições ingênuas foram feitas corporalmente pelas crianças, quando realizavam suas atividades na Escolinha de Esportes. Tentando registrar o melhor possível esses acontecimentos, filmei-os todos, sabendo de antemão o quanto se perderia de detalhes das descrições das crianças durante as filmagens. Considerei, portanto, as filmagens como uma segunda descrição, já com a interferência do pesquisador. No entanto, para apresentar os dados como o estou fazendo, foi necessário realizar uma terceira descrição, desta vez escrita, quando procurei transcrever fielmente aquilo que se podia presenciar nas gravações.

Diferentemente das análises que se fazem em relação aos discursos verbais, os "discursos" corporais são, por assim dizer, mais caóticos. A lógica que permeia o discurso verbal não se mostra tão visível no corporal. Por isso, decidi seguir um modelo diferente do utilizado para análise dos discursos verbais. Ao invés de transcrever todo o discurso do sujeito realizando em seguida as reduções e interpretações, descrevi os movimentos que me interessavam em tabelas. Portanto, as tabelas são as descrições daqueles movimentos que estão sendo aqui analisados. Nesse sentido, as tabelas se mostraram bastante úteis para se chegar às reduções e representam o aspecto quantitativo desta análise.

A partir, portanto, da elaboração da Tabela 1, podemos, sempre na linguagem do pesquisador, fazer as descrições dos acontecimentos, sujeito a sujeito, mostrando já algumas comparações entre os sujeitos. Lembro que, em todas as análises, voltei incessantemente aos filmes, para observar detalhes que pudessem ter escapado à primeira descrição escrita, de forma a enriquecer as descrições.

De modo geral espera-se que os sujeitos, ao chutarem a gol, corram um número suficiente de passadas para atingir um nível ótimo de velocidade, que iniciem a corrida com movimentos de braços e de pernas curtos para buscar aceleração, que o tronco esteja ereto ou pouco inclinado à frente no início e o quadril alto ou pouco baixo. Espera-se que, no meio da corrida, haja ampliação de movimentos de pernas e de braços, que o quadril abaixe um pouco e o tronco permaneça ereto ou um pouco à frente. E que, no final, os movimentos se ampliem e o quadril abaixe bastante, com o tronco se inclinando acentuadamente para trás. O pé de apoio deveria ficar ao lado da bola no momento do chute. Essa seria uma atitude tecnicamente esperada por um especialista em futebol. Vejamos como se comportaram as crianças analisadas nesta pesquisa. A descrição que faço sintetiza uma série de reduções daquilo que está descrito na Tabela 1. Seria extremamente longo descrever aqui cada momento de redução. Julgo ser suficiente apresentar apenas a última descrição dada pelo pesquisador, na sua linguagem, para em seguida passar às interpretações gerais do fenômeno. Cada uma delas está representada por uma sigla, de G_1 a G_8.

G_1 — comporta-se dentro do esperado. A única diferença de G_1 quanto ao modelo projetado é que o quadril está no plano médio no final e não no plano baixo. Ele tem êxito na tarefa.

G_2 — braços não acompanham pernas no início. Quadril e tronco, sim. No meio continua a mesma tendência e quadril e tronco se comportam de formas diferentes. No final, apenas o tronco contraria o modelo esperado, pois permanece ereto. Ele tem êxito na tarefa.

G_3 — contraria o modelo em diversos momentos. No começo, é quase como G_1. Mas, no meio, já pernas e braços não são coerentes um com o outro. O quadril sobe no meio da corrida e aí parece que é porque o tronco, que estava para a frente, fica ereto, ou seja, uma coerência entre quadril e tronco. Mas não é bem assim, pois, no final, o quadril volta a abaixar enquanto o tronco permanece ereto. Ele tem êxito na tarefa.

Tabela 1 — CONVERGÊNCIAS E DIVERGÊNCIAS — CHUTE A GOL

Sujeitos (g)	1	2	3	4	5	6	7	8	converg/diverg
Quantidade de passadas									
3 passadas								×	diverg. absoluta
4 passadas							×	×	25% converg.
5 passadas	×								diverg. absoluta
6 passadas		×	×	×	×				50% converg.
Movimentação de braços-início									
AC - acentuadamente curta	×	×	×	×	×	×	×	×	converg. absoluta
M - média									
AA - acentuadamente ampla									
Movimentação de braços-meio									
AC		×	×	×	×	×			62,5% converg.
M	×								diverg. absoluta
AA							×	×	25% converg.
Movimentação de braços-fim									
AC									
M		×	×	×	×	×	×	×	87,5% converg.
AA	×								diverg. absoluta
Apoio do pé ao lado da bola									
AF - acentuadamente à frente									
L - ao lado da bola	×	×	×	×	×	×	×		87,5% converg.
AA - acentuadamente antes								×	diverg. absoluta
Movimentação de pernas-início									
AC - acentuadamente curta	×		×			×	×		50% converg.
M - média		×		×	×				50% converg.
A - ampla									
AA - acentuadamente ampla									
Movimentação de pernas-meio									
AC									
M	×	×	×	×	×	×	×	×	converg. absoluta
A									
AA									

	1	2	3	4	5	6	7	8	
Movimentação de pernas-fim									
AC									
M								×	diverg. absoluta
A		×	×	×					37,5% converg.
AA	×				×	×	×		50% converg.
Altura do quadril-início									
AB - acentuadamente baixa				×					diverg. absoluta
M - média			×		×		×	×	50% converg.
AA - acentuadamente alta	×	×				×			37,5% converg.
Altura do quadril-meio									
AB									
M		×			×	×	×	×	62,5% converg.
AA	×		×	×					37,5% converg.
Altura do quadril-fim									
AB		×		×	×	×	×	×	75% converg.
M	×		×						25% converg.
AA									
Inclinação do tronco-início									
AF - acentuadamente à frente			×	×	×		×		50% converg.
E - ereto	×	×				×		×	50% converg.
AA - acentuadamente atrás									
Inclinação do tronco-meio									
AF									
E	×	×	×	×	×	×	×	×	converg. absoluta
AA									
Inclinação do tronco-fim									
AF									
E		×	×	×					37,5% converg.
AA	×				×	×	×	×	62,5% converg.

G_4 — desde o começo, contraria o modelo, pois braços e pernas têm movimentos diferentes. O quadril já começa muito baixo, bem diferente dos outros sujeitos nessa fase. De repente, no meio da corrida, o quadril se eleva muito e torna a abaixar no final para um plano bem baixo. As mudanças no quadril em toda a corrida são muito bruscas. Essa é sua maior diferença em relação ao modelo esperado e aos demais sujeitos. Ele tem êxito na tarefa.

G_5 — às vezes, temos a impressão de que, se o quadril abaixa, é porque o tronco se inclina para a frente ou para trás. No caso de G_5, no começo o quadril está no plano médio e o tronco muito inclinado para a frente; no meio da corrida, o tronco fica muito ereto, mas o quadril não se modifica. Depois de tantas diferenças em relação ao modelo, no início e meio da corrida, no final ele se comporta como G_1 e o modelo técnico esperado. Ele tem êxito na tarefa.

G_6 — começa a ser diferente dos outros pelo número de passadas: quatro. Mas braços e pernas, quadril e tronco estão dentro do esperado no início. No meio da corrida ocorrem mudanças: passadas se modificam e braços não, quadril abaixa e o tronco permanece ereto. No final, braços e pernas continuam se comportando diferentemente um do outro, mas quadril e tronco se acompanham. Ele tem êxito na tarefa.

G_7 — só dá quatro passadas. G_7, que faz os gestos mais ou menos de acordo com o esperado no início, no meio da corrida contraria muito o modelo. Aí, os braços e pernas não se acompanham, quadril e tronco também não. No final, os braços, ao invés de apresentarem movimentos mais amplos, os têm mais curtos. Todo o resto, no final, é de acordo. Ele tem êxito na tarefa.

G_8 — prefere não tomar muito impulso para o chute. Dá apenas três passadas. Braços e pernas não se acompanham no início. Quadril e tronco, sim. Só o que muda são os movimentos dos braços no meio da corrida. O restante não se modifica. No final, quadril e tronco estão de acordo com o modelo, mas os movimentos das pernas e, principalmente, os dos braços contrariam o modelo. Além disso, diferentemente de todos os outros sujeitos, não coloca o pé ao lado da bola, mas antes dela. Chuta muito bem e tem êxito na tarefa.

Interpretação do fenômeno

Após as reduções que realizei, quando procedi à análise de cada sujeito, isto é, a uma análise ideográfica, passarei agora à realização de uma interpretação do acontecimento global, o que constitui uma análise nomotética do fenômeno.

Como vimos durante os diferentes momentos de interpretação, todos os sujeitos pesquisados obtêm êxito na tarefa proposta, mas por caminhos bastante diversos. Se, por um lado, seu comportamento motor é de sorte a que possam mostrar uma identidade comum, isto é, não há dúvidas de que todos chutam uma bola ao gol, por outro lado, não há conduta de um sujeito que seja integralmente igual à de qualquer outro e, raramente, qualquer uma delas estaria de acordo com algum modelo técnico esperado, a não ser G_1 aproximadamente. Resumindo, todos os sujeitos foram capazes de cumprir bem sua tarefa de chutar uma bola ao gol, sem necessariamente mostrar um comportamento motor igual ao esperado tecnicamente e sem realizar gestos que fossem iguais quando comparados os sujeitos entre si.

Poder-se-iam buscar correlações entre algumas das categorias, por exemplo, entre movimentação de pernas e de braços, entre altura do quadril e inclinação do tronco, e assim por diante. Qualquer que seja a correlação que procuremos, se nos animamos em alguns sujeitos, por exemplo, no início da corrida, logo essas relações desaparecem no meio ou no fim da corrida. Às vezes, pelo contrário, as relações parecem claras no início da corrida, para desaparecerem no meio e tornarem a existir no fim. Quando tudo parece que segue com coerência no começo e meio da corrida, no final, por vezes, as relações deixam de existir (cf. Tabela 1).

Ou seja, parece que não há uma regra definida para realizar, com êxito, um gesto como o aqui descrito. A tentação de buscar as correlações não me acometeu, porque a busca se dirigiu à originalidade do gesto humano. A igualdade que me permite afirmar que todos estão fazendo a mesma coisa, essa está clara, e é a primeira versão que fazemos do acontecimento. É interessante observar como afirmamos facilmente essa igualdade, isto é, que todos estão fazendo a mesma coisa. No entanto, trata-se de uma afirmação muito difícil de demonstrar quando das descrições. Certamente perderíamos de vista a igualdade se melhor descrevêssemos os gestos. Mas nunca poderíamos deixar de afirmar que todos os oito sujeitos estão realizando o gesto de chutar uma bola ao gol. Portanto, num primeiro momento, fui ao encontro da originalidade, das diferenças entre os sujeitos, e fui buscá-las no meio da igualdade, para mostrar que, por caminhos os mais diversos, se chegaria à realização da tarefa. Não nos iludamos, porém. A igualdade, que parece ser um problema resolvido de pronto, constituirá um problema dos mais difíceis, como se verá adiante, na medida em que, pouco a pouco, enquanto avançam as análises, ela se oculta.

Dentre os casos estudados, talvez se pudesse tomar como modelo de coerência com um modelo técnico o caso de G_1. Quando movimentos de braços se ampliam, os de pernas também o fazem. Quando o tronco se inclina para trás, o quadril abaixa, e assim por diante. Mas, comparando-o com G_8, os dois obtêm êxito na tarefa, sendo que G_8 realizou um chute melhor que G_1 e, no entanto, G_8 diverge de G_1 em diversos pontos (cf. Tabela 1).

Tenho que admitir que, pelo menos na situação aqui estudada, não se pode prever um modelo técnico. Fazer dos sujeitos uma tal previsão poderia ter como conseqüência a orientação para o seguirem, na crença de que ele garantiria melhor o êxito das tarefas propostas, no caso, a aprendizagem do futebol. A análise do comportamento motor de cada sujeito e a confrontação dessas análises mostram o contrário: é possível realizar um gesto de futebol com bastante êxito construindo gestos muito diferentes uns dos outros.

Há que se considerar ainda que esses sujeitos viviam uma experiência de aprendizagem de futebol onde não se aspirava a um rendimento técnico especializado de imediato, e onde se procurava, além de ensinar futebol, ensinar pelo futebol.

Qual deve ser o comportamento do quadril no momento do chute? E quanto à inclinação do tronco? Poderíamos procurar modelos ideais, apesar de não podermos ser muito ajudados pela literatura existente. No entanto, teríamos que ter claro que trabalharíamos com modelos ideais, com crianças ideais e nunca com dados de realidade. Mas prefiro estender essa discussão logo à frente, quando falarmos das conclusões e recomendações.

Podemos inferir de uma confrontação das diversas análises que o êxito da tarefa não foi devido a um ou outro fator especificamente que deva ser seguido por todos os sujeitos. Há um conjunto geral de movimentos, uma totalidade, um sistema, que orienta as ações dos sujeitos: todos se preparam, correm, freiam a corrida e chutam a bola na direção do gol. Porém, o que acontece no meio dessa ação raramente mostra uma coincidência entre os sujeitos. E, quanto mais descêssemos a detalhes, provavelmente mais diferenças encontraríamos. Não se pode prever com exatidão como serão os gestos dos sujeitos, mesmo havendo objetivos claros e definidos iguais para todos. Antes de mais nada, é preciso levar em conta que, por mais que esse objetivo pareça ser o mesmo para todos, não necessariamente o será e, provavelmente, cada sujeito o entenderá de forma diferente: uns podem se preocupar em fazer um gesto mais bonito, outros podem se preocupar apenas em marcar o gol, outros podem estar mais preocupados em não errar do que em acertar, e assim por diante. As possibilidades de diferenças na compreensão dos objetivos são imprevisíveis.

Fora tudo isso, prever como será uma seqüência de movimentos, quando podem ocorrer interferências em qualquer ponto do caminho que modifiquem todo o sistema, é impossível. Lembra-nos o que escreveu Richard P. Feynman, em obra recente de James Gleick sobre a Ciência do Caos:

> "Sabe-se muito bem, tanto na ciência como na vida, que uma cadeia de acontecimentos pode ter um ponto de crise que aumente pequenas mudanças." (1990, p. 20.)

Esses pontos de crise podem estar nas condições climáticas, como numa cadeia de acontecimentos motores. Se, nas condutas motoras, tudo fosse previsível, não haveria jogo.

Quanto às convergências e divergências

1. Convergências absolutas — foram encontradas poucas convergências absolutas, isto é, comportamentos em algumas das categorias que fossem manifestados igualmente por todos os sujeitos. Quanto à movimentação de braços, os oito sujeitos mostraram movimentos acentuadamente curtos no início da corrida, o que poderia ser sinal de que esse é um comportamento apropriado, já que todos o seguiram. Admitindo a hipótese de que os comportamentos tenderiam a ser mais convergentes no início da conduta, por estarem sofrendo ainda poucos pontos de crise, nos enganamos, pois os braços apresentam o único comportamento convergente em termos absolutos no início da conduta motora. Temos mais uma convergência absoluta: quanto à movimentação das pernas no meio da corrida. Os oito sujeitos fizeram passadas de média amplitude. No entanto, para mostrar o grau de complexidade de tal conduta, ao mesmo tempo, no meio da corrida, apenas um sujeito teve amplitude média de movimentos de braços. Uma terceira e última convergência absoluta foi encontrada quanto à inclinação do tronco no meio da corrida.

2. Divergências absolutas — são aquelas em que o comportamento de todos os sujeitos não converge entre si em nenhum caso em alguma das categorias consideradas. Quanto à quantidade de passadas, G_8 utilizou apenas três, diferentemente de todos os demais, enquanto G_1 foi o único que utilizou cinco passadas. Portanto, duas divergências absolutas em uma única categoria. Isso demonstra que, mesmo comportando-se de forma diferente de todos os demais sujeitos, é possível chegar a resultados semelhantes no final. Na categoria movimentação dos braços, G_1 é o único que tem movimentos de amplitude média no meio da corrida. No final da corrida, também é G_1 o único a ter movimentos de braços acentuadamente amplos. Quanto à posição do pé de apoio no momento do chute, encontramos uma divergência absoluta em G_8, que é o único a apoiar o pé antes da bola. Na movimentação das pernas, também é G_8, no final da corrida, o único sujeito que tem amplitude média de passadas. Observando-se a altura do quadril, encontramos uma divergência absoluta no início da corrida, com G_4 colocando o quadril numa posição acentuadamente baixa.

Ocorreram muito mais divergências absolutas do que convergências absolutas: apenas três convergências contra sete divergências. Há, aqui, um aspecto muito interessante a destacar: os sujeitos que apresentaram maior número de divergências foram G_1 e G_8. G_1 divergiu de todos os outros em três categorias, enquanto, com G_8, também ocorreu o mesmo. O curioso é que G_1 apresentou, no conjunto, o comportamento mais de acordo com o esperado tecnicamente, enquanto, ao contrário, G_8 teve o comportamento mais em desacordo com o esperado.

A análise quantitativa dessas divergências, talvez mostrasse, acima de tudo, a irrelevância dos comportamentos divergentes de apenas dois sujeitos (G_1 e G_8). Nesta análise qualitativa, ao contrário, nota-se a relevância de tais comportamentos: mesmo divergindo tão radicalmente em alguns aspectos, esses sujeitos aqui descritos não comprometeram o êxito de suas tarefas. Ser diferente dos outros não torna algum sujeito menos eficaz que os outros por causa disso.

3. Convergências e divergências relativas — quando menos que oito sujeitos apresentam comportamentos iguais em alguma categoria, consideramos que, relativamente, convergem, mas, ao mesmo tempo, divergem.

As maiores convergências relativas, portanto, as menores divergências relativas, foram: movimentos de braços de amplitude média no fim da corrida (87,5%), apoio do pé ao lado da bola (87,5%), quadril acentuadamente baixo no fim da corrida (75%), movimentos de braços acentuadamente curtos no meio da corrida (62,5%), quadril no plano médio no meio da corrida (62,5%), e tronco acentuadamente inclinado para trás no fim da corrida (62,5%). As menores convergências relativas, portanto, as maiores divergências relativas encontradas foram: utilização de quatro passadas de corrida (25%), movimentos de braços acentuadamente amplos no meio da corrida (25%), quadril no plano médio no fim da corrida (25%), movimentos de pernas amplos no fim da corrida (37,5%), quadril acentuadamente alto no início da corrida (37,5%), e tronco ereto no fim da corrida (37,5%). Nas demais categorias, convergências e divergências foram da ordem de 50% (cf. Tabela 1).

O sujeito ideal

Ao final dessa análise de convergências e divergências, poderíamos traçar o perfil do sujeito ideal, consideradas as ocorrências mais freqüentes, assim como qual seria o sujeito não-ideal.

Poderíamos dizer que o sujeito ideal, neste estudo do chute a gol, é aquele que *Corre com Seis Passadas*, que tem *Movimentos Curtos de Braços no Início da Corrida*, que realiza *Movimentos Curtos de Braços no Meio da Corrida*, que realiza *Movimentos Médios de Braços no Fim da Corrida*, que coloca o *Pé de Apoio ao lado da Bola no Momento do Chute*, que possui *Movimentos de Pernas de Amplitude Curta* ou *Média no Início da Corrida*, que realiza *Movimentos de Pernas de Amplitude Média no Meio da Corrida*, que possui *Movimentos de Pernas Acentuadamente Amplos no Final da Corrida*, que tem o *Quadril no Plano Médio no Início da Corrida*, que mantém o *Quadril no Plano Médio no Meio da Corrida*, que coloca o *Quadril Acentuadamente Baixo no Final da Corrida*, que *Inclina o Tronco à Frente ou o Mantém Ereto no Início da Corrida*, que coloca o *Tronco Ereto no Meio da Corrida* e que *Inclina o Tronco Acentuadamente para Trás no Final da Corrida*, e que, além disso, *Consegue Fazer o Gol*.

O sujeito não-ideal

Seria aquele que *Corre com Três Passadas ou Menos*, que tem *Movimentos de Braços no Início da Corrida Médios* ou *Acentuadamente Amplos*, que realiza *Movimentos de Braços de Amplitude Média no Meio da Corrida*, cujos *Movimentos de Braços sejam Acentuadamente Curtos no Final da Corrida*, cujo *Pé de Apoio se Posicione à Frente da Bola no Momento do Chute*, que tenha *Movimentos de Pernas Amplos* ou *Acentuadamente Amplos no Início da Corrida*, que tenha *Movimentos de Pernas no Meio da Corrida Acentuadamente Curtos, Amplos* ou *Acentuadamente Amplos*, que no *Final da Corrida*, tenha *Movimentos de Pernas Acentuadamente Curtos*, cujo *Quadril* seja *Acentuadamente Baixo no Início da Corrida, Acentuadamente Baixo no Meio da Corrida* e *Acentuadamente Alto no Final da Corrida*, cujas *Inclinações de Tronco* sejam *Acentuadamente à Frente no Início da Corrida, Acentuadamente à Frente* ou *Acentuadamente Atrás no Meio da Corrida* e *Acentuadamente à Frente no Final da Corrida*, e que *Não Consiga Chutar a Bola na Direção do Gol.*

O sujeito real

Esses sujeitos construídos a partir das maiores e menores ocorrências de comportamentos poderiam servir de modelos orientadores para professores que ensinem futebol às crianças. Do ponto de vista da tradição da investigação científica, ou da tradição pedagógica, o que mais ocorre com todos deve ser o melhor para cada um. Ora, se a maioria dos sujeitos se comporta de um certo jeito, deve ser esse o melhor jeito de se comportar de cada um em casos como este.

Não é bem assim, entretanto. Vale lembrar que não houve um sujeito sequer que se comportasse de acordo com o modelo do sujeito ideal. Todos, sem exceção, contrariaram, e bastante, tal modelo.

Quanto ao sujeito não-ideal, apesar de alguns sujeitos aqui descritos terem comportamentos que se enquadram no seu modelo, em algumas categorias, não tiveram, por isso, seu êxito comprometido.

Do ponto de vista pedagógico, se se quiser orientar as crianças para o aprendizado de habilidades tomando por base modelos abstratos ou retirados da maior freqüência de ocorrências, estaremos seguramente deixando de privilegiar o melhor processo de aprendizagem em todos os aprendizes. O modelo comum a todos não é bom para nenhum. E mais, quando dizemos habilidades motoras, podemos estender a inferência a outras aprendizagens escolares (matemática, português, etc.), que, na tradição escolar, todas trabalham com modelos ideais.

Se nossa orientação pedagógica fosse puramente estatística, nunca teríamos sido agraciados pelos magníficos dribles de alguém como Mané Garrincha.

Diferenças e igualdades

Comparados os comportamentos motores de chutar ao gol dos oito sujeitos aqui descritos, entre si, nenhum repete o comportamento do outro. Se são iguais quanto ao número de passadas, não são iguais quanto à movimentação de quadris, etc. De forma que, sem que restem dúvidas quanto a fatores de igualdade nesses comportamentos, difícil se torna descrever tais igualdades quando se tomam as particularidades. Surge então um fato curioso que vale a pena comentar: a primeira opinião de quem observa tais gestos, antes de uma análise mais meticulosa, é de que todos estão fazendo a mesma coisa. Tal opinião começa a ser abalada quando se inicia a análise. Comparando os movimentos de cada sujeito com os dos demais, verificam-se diferenças em todas as categorias de análise consideradas. Por exemplo, se G_1 converge com G_2 quanto ao apoio do pé, já não converge com esse sujeito em várias outras categorias. Portanto, G_1 é igual ou diferente a G_2 quanto ao chute ao gol? Qualquer resposta a isso, afirmativa ou negativa, constitui precipitação que redunda em erro. G_1 é, ao mesmo tempo, igual e diferente de G_2. E é sobre isso que quero chamar a atenção aqui.

A diferença da igualdade

Está correto dizer que G_2 é igual a G_3, ou que G_5 é igual a G_8, quanto ao gesto analisado, ou seja, o chute de uma bola de futebol em direção ao gol. Essa opinião inicial, baseada na aparência mais geral do gesto, é uma opinião correta, mas não totalmente correta. Pois que, dentro dessa igualdade, descendo a detalhes, da forma como o fizemos, isto é, descrevendo o gesto, categoria a categoria, já não se pode afirmar a igualdade da mesma forma como no início, mas, sim, em termos muito relativos. Comparados os gestos, em nenhum caso dos oito sujeitos analisados há convergência integral em qualquer das oito categorias (cf. Tabela 1). Isto é, cada um dos sujeitos converge com os demais em um ou outro caso, mas nunca em todos. Portanto, dentre todos os sujeitos que chutam a gol, sem dúvida alguma estão todos fazendo a mesma coisa, e, sem dúvida alguma, estão fazendo coisas diferentes.

A igualdade da diferença

A partir do momento em que se começa a analisar detalhadamente cada movimento, inverte-se o problema. O que parecia ser mais óbvio, isto é, a igualdade afirmada numa primeira observação, não aparece. Cada sujeito é diferente de todos os outros. Quanto mais se detalha o gesto, mais diferenças surgem, sendo que aqui, por questões de tecnologia, pouco detalhamos cada gesto. A busca começa a se fazer em relação à igualdade, e não mais em relação à diferença. Será que G_1, por exemplo, é igual a G_2 apenas porque converge com ele em seis das 14 categorias e subcategorias consideradas? Ora, mas poderíamos adiantar que essas convergências também poderiam ocorrer se comparássemos G_1 com G_2 em comportamentos diferentes, como chute a gol e salto em extensão, por exemplo. Isso porque todos os gestos humanos, por mais diferentes que possam parecer, podem apresentar pontos de convergências, especialmente se os recursos tecnológicos não permitem uma descrição muito detalhada, como foi o caso deste estudo. Será possível verificar, de acordo com a Tabela 1, que há diversas convergências entre os sujeitos, e que isso, por si só, poderia explicar o que há de igual entre eles. No entanto, esse fato ainda nada explica, porquanto, não sendo possível precisar com mais detalhes as descrições, as convergências ocorreriam também em se comparando chutes a gol com outras habilidades. Além disso, é possível que, se detalhássemos mais as descrições, por exemplo, em vez de três alturas de quadril (cf. Tabela 1), quatro, seis ou mais alturas, seria cada vez mais difícil encontrar as convergências. E, mesmo assim, continuaríamos afirmando que G_1 está chutando a gol tanto quanto G_2, e é nessa afirmação que está a igualdade. Porém, se mudarmos nosso foco de atenção, e fizermos a comparação de G_1 com G_2 em relação ao contexto da situação que viveram, fica mais compreensível a igualdade. Pois essa situação dimensiona a totalidade sistêmica que integravam, isto é, envolve todos os sujeitos num todo que os integra. Sendo assim, como veremos adiante, G_1 se identificará com G_2, não necessariamente por convergir com ele numa dada categoria, mas por fazê-lo através de outros sujeitos, com os quais G_1 converge onde G_2 divergiu. Estabelece-se assim uma relação de identificação indireta, por transitividade, de tal forma que, em quase todas elas, cada sujeito converge com todos os demais, direta ou indiretamente. Os laços assim estabelecidos são então suficientes para definir a igualdade. Igualdade essa que só pode se afirmar com solidez na totalidade, na qual convivem necessariamente igualdades e diferenças, permitindo-nos afirmar que cada gesto é ao mesmo tempo igual e diferente dos demais em uma mesma situação. Mas que, neste caso, nos permitiu verificar e afirmar que todos fazem a mesma coisa, isto é, chutar a gol, numa dada situação. E tal afirmação só poderia ocorrer nessa situação específica, num momento específico, quando, dadas as circunstâncias do acontecimento, pessoas, gestos, objetivos, material, local, etc., foram partes integrantes de um mesmo sistema, respeitando as condições necessárias da existência do sistema. E, neste ponto, creio que cabem algumas tentativas de definição do que seja um sistema:

> "Durante o nosso percurso fornecemos por alto uma definição do sistema: uma inter-relação de elementos que constituem uma entidade ou unidade global. Uma definição desse tipo comporta duas características principais; a primeira é a inter-relação dos elementos, a segunda é a unidade global constituída por estes elementos em inter-relação." (Morin, p. 99).

Pouco abaixo, na mesma obra (*O método*), Edgar Morin sugere uma outra definição, desta fez de Ferdinand de Saussure, a respeito de sistema. Segundo Saussure, sistema é "... uma totalidade organizada, feita de elementos solidários que só podem definir-se uns em relação aos outros em função do lugar que ocupam nessa totalidade" (p. 99).

Trazendo o que dizem esses autores para a discussão que estamos empreendendo, nenhum sentido teria a questão das igualdades e diferenças fora do sistema que estamos analisando. Os sujeitos que chutam a gol mantêm relações de identidade porque participam de um mesmo sistema, e, se não o fizerem, o sistema não funcionará. Sem dúvida, os sujeitos são diferentes, mas são iguais enquanto partes solidárias de um mesmo sistema.

Um exemplo de igualdades e diferenças entre dois sujeitos

Tomando G_1 como exemplo, vejamos como ele estabelece relações de identidade com G_2, às vezes por convergência direta com G_2, às vezes por convergência indireta através de outros sujeitos (cf. Tabela 1).

G_1 diverge de G_2 em quantidade de passadas; G_2 converge com G_3 em quantidade de passadas; G_3 converge com G_1 em Movimentação de Braços no Início da Corrida.

G_1 diverge de G_2 em Movimentação de Braços no Meio da Corrida; G_2 converge com G_3 em Movimentação de Braços no Meio da Corrida; G_3 converge com G_1 em Movimentação de Pernas no Início da Corrida.

G_1 diverge de G_2 em Movimentação de Braços no Fim da Corrida; G_2 converge com G_3 em Movimentação de Braços no Fim da Corrida; G_3 converge com G_1 em Altura do Quadril no Meio da Corrida.

G_1 diverge de G_2 em Movimentação de Pernas no Início da Corrida; G_2 converge com G_4 em Movimentação de Pernas no Início da Corrida; G_4 converge com G_1 em Altura do Quadril no Meio da Corrida.

G_1 diverge de G_2 em Altura do Quadril no meio da Corrida; G_2 converge com G_5 em Altura do Quadril no Meio da Corrida; G_5 converge com G_1 em Inclinação do Tronco no Fim da Corrida.

G_1 converge com G_2 em Movimentação dos Braços no Início da Corrida; G_1 converge com G_2 em Apoio do Pé; G_1 converge com G_2 em Movimentação de Pernas no Meio da Corrida; G_1 converge com G_2 em Altura do Quadril no Início da Corrida; G_1 converge com G_2 em Altura do Quadril no Início da Corrida; G_1 converge com G_2 em Inclinação do Tronco no Início e no Meio da Corrida.

Portanto, tomando apenas a comparação entre G_1 e G_2, vemos que, onde G_1 diverge de G_2, a articulação entre ambos se faz por terceiros. Ou seja, tomadas no conjunto do comportamento motor aqui considerado (chute a gol), só se vêem diferenças. As igualdades não podem ser descritas, a não ser em uma ou outra das categorias consideradas. Como podemos então nos deparar com tamanha identidade entre todos os sujeitos, a ponto de sabermos que fazem todos o mesmo gesto?

Parece-me que, inconscientemente, sabemos precisar com exatidão as regularidades, de forma a crermos na identidade. Há alguma coisa que nos escapa à percepção, que são as regularidades. Só conseguimos enxergar as diferenças quando descemos aos detalhes.

Diante disso, surgiu-me a idéia de tentar comparar os sujeitos, não caso a caso, mas dentro da totalidade que integram ao viverem a situação aqui descrita. Verifico que a constatação da igualdade entre eles nasce da comparação feita na totalidade e não apenas de G_1 com G_2, com G_3, etc. Não importa que G_1 difira de G_2 na maioria das categorias. A convergência de G_1 com G_2 muitas vezes se faz através de G_3, que por sua vez converge com G_2 na categoria em que este divergiu de G_1. Isso ocorrerá com todos os sujeitos. Ou seja, os sujeitos fazem todos a mesma coisa, que é chutar o gol. A igualdade se encontra na diversidade. No sistema que integram, os sujeitos são diferentes, e essa identidade própria, essa irredutibilidade de cada um, é fundamental para o sistema.

Como resolver o paradoxo da igualdade e da diferença, quando estamos tão habituados às análises reducionistas? A diferença foi fácil de destacar, e tão mais fácil quanto mais descêssemos a detalhes. Mas a igualdade vai se tornando difícil de constatar quanto mais descrevemos o gesto em detalhes. Neste caso, a igualdade vai desaparecendo e a diferença mostrando seus contornos com mais força. Aí a igualdade só poderá ser vista e descrita quando voltarmos nossa atenção para a totalidade. É apenas na totalidade que são iguais, pois estabelecem convergências por intermediários, por transitividade. Fora da totalidade, porém, já não faria sentido estabelecer a comparação, como o vimos ao tentar comparar isoladamente cada movimento que integra o conjunto.

Tudo se liga a tudo

Por esse tipo de raciocínio que descrevi aqui, pode-se chegar à conclusão de que, então, tudo se liga a tudo. E eu não vacilaria em concordar com isso, apesar de termos que considerar que, em um dado sistema, as relações de identidade promovem a comunhão entre as partes. As partes de um subsistema apresentam maiores sinais de igualdade entre si que com outras partes de outros subsistemas de um sistema maior. Se pensarmos nos acontecimentos, quer sejam biológicos ou sociológicos, em forma de sistemas, não há dúvidas de que integram totalidades, que, por sua vez, se integram em outras mais amplas, até ao infinito. De tal forma que tudo será ao mesmo tempo igual e diferente. Não precisamos mais dos determinismos para afirmar a igualdade, já que poderemos vê-la na diferença. Mas o determinismo, mesmo moribundo, ainda se mostra bastante resistente, como o afirmou Gleick:

"Nestes dias da relatividade de Einstein e da indeterminação de Heisenberg, Laplace chega quase a parecer ridículo em seu otimismo, mas grande parte da ciência moderna vem perseguindo seu sonho." (1990, p. 12.)

Conheço poucas afirmações como esta que denunciem tão bem nosso frustrado sonho científico.

Assim, temos que repensar o destino. "... uma borboleta, agitando o ar hoje em Pequim, pode modificar no mês seguinte sistemas de tempestades em Nova York" (1990, p. 8), lê-se no prólogo do livro de James Gleick, *Caos*. Tanto quanto as crianças se identificam numa mesma situação, chegando todas ao mesmo objetivo, por articulações as mais diversas, por caminhos os mais tortuosos e imprevisíveis. A regularidade existe, mas não é gratuita como afirmava a ciência clássica.

A regularidade invisível

Piaget fala da regularidade invisível quando fala de esquemas. Piaget fala de esquemas como daquilo que se repete em cada ação, mesmo depois de ter afirmado que toda ação motora é original (1973), isto é, que nunca uma delas repete qualquer outra anterior. Portanto, o que é que se repete em cada ação?, perguntaríamos a Piaget.

Na análise dos dados sobre chutes a gol que venho efetuando, verifiquei que numa análise grosseira as repetições ainda são visíveis. Sem muitos detalhes, podemos observar um pé que se coloca no solo de forma igual a um outro, o quadril de uma criança que se posiciona no momento do chute num mesmo nível de altura que o de outra, e assim por diante. Ou seja, nessa análise um tanto superficial, podemos afirmar estarmos observando algumas convergências descritíveis, mesmo concordando que ainda ocorreram bem mais divergências que convergências. Portanto, já podemos afirmar que encontraríamos mais convergências quanto menos descêssemos a detalhes nas descrições dos gestos. E podemos também afirmar que o destino da ciência contemporânea, que lida com a complexidade e o caos, é descrever diferenças, é deparar-se com a originalidade, é conviver com a diversidade e a indeterminação.

Nada disso que foi dito invalida a afirmação de Piaget sobre os esquemas, isto é, sobre o que se repete nas ações, ou as regularidades; o que coincide com a afirmação de todos aqueles que observam superficialmente uma ação qualquer. Eu adiantaria que, para descrever a regularidade, gastaríamos incontável tempo e utilizaríamos a melhor maquinaria computadorizada, mas nosso computador-cogitador humano não vacilaria em afirmá-la diante de cada acontecimento.

Para afirmar a regularidade, utilizamos um processo que destaca elementos da ação, denominado abstração. Piaget afirmava que tal abstração retirava aquilo que era fundamental na coordenação geral da ação (1978), isto é, o que se repetia em cada uma delas, e que constituiria o material de reflexão para a consciência e o raciocínio, ou as representações de modo geral. Portanto, o abstrato é concreto. Ele existe efetivamente. E tanto existe que serve de matéria de reflexão.

A vida e o corpo são sistemas abertos. O homem é um ser carente que busca, pela motricidade, a completude (Sérgio, 1987). Busca preencher sua carência na relação com o mundo, com os objetos, com o outro. E o faz na relação com qualquer objeto. Tenta, como efetivamente o observamos, incorporar a si algo que é do outro. Busca assimilar, isto é, tornar semelhante a si, o que encontra no outro. Portanto, aquilo que chamamos de abstração, aquilo que chamamos produções espirituais, são acontecimentos reais, concretos. Aquilo que, em cada ação, o sujeito destaca por abstração é um pedaço do mundo que agora faz parte dele. Melhor dizendo, o que é regular, o que se repete em cada ação, é o recurso de coordenação da ação que tem a propriedade de trazer para o indivíduo o que ele busca no outro para se completar. É dessa forma que ele assimila o mundo às suas estruturas.

Imaginemos uma metodologia que permitisse descrever cada gesto com tanta propriedade que cada um deles aparecesse em toda a sua originalidade. Aos nossos olhos, nada apareceria de igual quando comparados os diversos sujeitos que executassem o "mesmo" gesto. Quanto mais bem descrito, mais original o gesto, menos comparável seria com outros. Na descrição grosseira, muitas igualdades; na descrição minuciosa, igualdades sempre mais raras. Na metodologia suposta aqui, chegaríamos a um ponto em que nossos olhos não mais perceberiam as igualdades, mas nosso espírito, sim. Não enxergar as regularidades com nossas sensações não significaria que elas não existissem. Também o sol girava em torno da Terra, aos nossos olhos, até bem pouco tempo atrás. Foi o nosso espírito que percebeu o equívoco e o corrigiu. Portanto, o trabalho de descoberta das regularidades é um trabalho de tentativa de compreensão do espírito, na medida em que sabemos aquilo que não sabemos explicar. Trata-se, pelo método científico, de explicar aquilo que sabemos de antemão. Aquilo que nosso computador humano insiste em nos dizer, sem que possamos compreendê-lo adequadamente.

Como vimos, à medida que as descrições fossem ficando mais detalhadas, as igualdades, as convergências, ou as regularidades, iriam desaparecendo. Em contrapartida, ao mesmo tempo, as diferenças iriam ficando cada vez mais evidentes. De tal maneira que, em pouco tempo, nos surpreenderíamos verificando que estaríamos buscando não mais as diferenças entre as diversas condutas motoras dos diversos sujeitos pesquisados, mas as igualdades. A igualdade seria nosso invisível procurado. O invisível que nossos sentidos não mais captariam. O invisível evidente que nossa reflexão acaba por revelar.

Sentindo com o espírito

Sabemos que nos outros animais, e quanto mais inferiores, o tratamento dado às sensações localiza-se nas proximidades dos órgãos sensoriais. Não é preciso muito cérebro para dar conta das sensações que excitam o animal. Aquilo que a visão registra recebe um tratamento que se localiza em órgãos do sistema nervoso pouco profundos, de forma que o caminho percorrido entre a sensação e a computação da informação é curto. Como cada animal nasce e vive em um ambiente natural ao qual se adapta com facilidade, não há muitas situações originais a viver, não há grandes novidades para assimilar. O ser humano, como nasce em ambientes naturais aos quais não se adapta por seus recursos biológicos, tem que criar uma cultura própria, uma segunda natureza, conforme a expressão de Arnold Gehlen (1980). Nos animais, visão, audição, olfato, etc. seguem a trajetória de tratamento de todos os ancestrais, um mecanismo automático, cuja inteligência da espécie garante.

Na espécie humana, porém, as condições de adaptação ao meio, conforme supomos pelo que é possível estudar na história evolutiva do homem, exigiram um tratamento mais cuidadoso das informações. Para uma espécie que dependia mais da inteligência que da força muscular para sobreviver, a riqueza no tratamento das sensações era vital. E assim os segmentos do sistema nervoso, responsáveis por dar conta da análise das diversas sensações, foram se afastando geograficamente dos órgãos dos sentidos e se aprofundando cada vez mais no cérebro, localizando-se em regiões especializadas. A computação do animal inferior foi-se transformando, nos mamíferos superiores, em computação-cogitação, culminando no homem com um sistema nervoso superdesenvolvido, onde cada sensação viaja até às profundezas do cérebro, que faz dela matéria de reflexão.

> "A originalidade do aparelho neurocerebral do homem, relativamente ao dos seus predecessores, consiste em dispor de uma complexidade organizacional que lhe permite desenvolver e metamorfosear as computações em 'cogitações' ou pensamentos, por meio da linguagem, do conceito e da lógica, o que exige a partir daí um quadro sócio-cultural. E, ao mesmo tempo, o computo tornar-se cogito quando acede à reflexividade do sujeito capaz de pensar o seu pensamento pensando-se a si mesmo, isto é, quando acede correlativamento à consciência do que sabe e à consciência de si mesmo." (Morin, p. 76)

Neste trabalho verifiquei as insuficiências das sensações periféricas para examinar determinados fenômenos. Nas descrições que fiz, as igualdades tornam-se evidentes em alguns casos, mas não muito freqüentes. Levantei a suposição de que um aumento na precisão das descrições revelaria cada vez mais diferenças e cada vez menos igualdades. Mas as pessoas olham as crianças neste estudo e não vacilam em afirmar que estão todas chutando a gol; portanto, afirmando a igualdade. Ou seja, a igualdade existe, sem dúvida. Os sentidos falham quando tentamos vê-la na descrição detalhada do gesto. Porém, se já não vemos com os olhos, nesse caso, podemos vê-la com o espírito, pois o sensível, diante do fenômeno "invisível", desloca-se para as profundezas do nosso aparelho cogitador e enxerga aquilo que os "olhos" não vêem. O que ocorre? Vemos com a inteligência? O inteligível sente? Ou é o sensível que se confunde cada vez mais com o inteligível quanto mais invisível é o fenômeno?

Há várias maneiras de ver as coisas que não apenas com os olhos, os órgãos tradicionalmente aceitos como os da visão. Assim como há várias maneiras de pensar as coisas que não apenas com o cérebro, o órgão tradicionalmente aceito como o do pensamento. Vimos como o sensível, o corpo, sua sede, evidencia o inteligível. Como as coordenações dos vários movimentos para realizar um chute a gol demonstram a inteligência. Ou seja, o inteligível viaja constantemente das profundezas do espírito para a periferia dos membros, de modo a poder realizar as adaptações necessárias. Em outros momentos, ou ao mesmo tempo, o sensível, degredado no corpo não espiritual do pensamento clássico, transpõe as fronteiras do espírito e enxerga mais que enxergariam mil olhos. O espírito sente; os segmentos corporais pensam. Não há como pensar um separadamente do outro. Já escrevia Fernando Pessoa, bem antes que qualquer um de nós pesquisasse problemas dessa natureza:

> "Sou um guardador de rebanhos.
> O rebanho é os meus pensamentos
> e os meus pensamentos são todos sensações.
> Penso com os olhos e com os ouvidos
> E com as mãos e os pés
> E com o nariz e a boca
>
> Pensar uma flor é vê-la e cheirá-la
> E comer um fruto é saber-lhe o sentido."
> (1983, p. 147)

O Tangran humano

O quebra-cabeça que se resolve

Tangran é o nome de um antigo quebra-cabeça oriental. Ele é composto por sete peças, todas geométricas: dois triângulos grandes, dois triângulos pequenos, um triângulo médio, um quadrado e um paralelogramo. As pessoas brincam com o tangran tentando construir, com essas sete peças, uma figura em negro, apresentada ao praticante por inteiro. São inumeráveis as figuras que podem representar o quebra-cabeça. Às vezes uma ave, outras vezes uma ferramenta, e assim por diante. Não se pode utilizar, para construir o Tangran, nem mais, nem menos que sete peças.

O maior problema do Tangran é que a figura é apresentada como um todo, enquanto o praticante dispõe de partes desarticuladas para compô-lo. Composições que parecem poder se resolver com a colocação de um triângulo grande, por exemplo, acabam por ser resolvidas apenas quando se colocam dois triângulos pequenos, mais o paralelogramo. No Tangran, cada pedaço da figura em negro pode ser preenchido por qualquer das sete peças, mas, em cada movimento, apenas uma peça, ou uma certa articulação entre elas, será possível. Além disso, cada peça geométrica poderá ser colocada em qualquer uma das posições possíveis no espaço.

Trata-se de um quebra-cabeça que exige, de quem pretende solucioná-lo, um excelente conhecimento de cada peça, igual conhecimento das articulações possíveis entre todas as peças, e uma manutenção permanente da idéia do todo formado pela figura em negro. Cada parte tem, de uma certa maneira, a cara do todo; quem pratica o Tangran tem que ser capaz de vê-lo em cada peça. Pois que essa dupla identidade e complementaridade forma uma das características básicas de qualquer sistema, conforme a descrição de Morin:

> "Nestas condições, o uno tem uma identidade complexa (múltipla e una ao mesmo tempo). As partes, coisa que quase não foi assinalada, têm uma dupla identidade. Têm a sua identidade própria e participam da identidade do todo. Por mais diferentes que possam ser, os elementos ou indivíduos que constituem um sistema têm, pelo menos, uma identidade comum de pertença à unidade global e de obediência às suas regras organizacionais." (p. 113.)

Creio que o estudo anterior a este ilustrou muito bem essa definição de sistema de Morin: todos os oito sujeitos tinham a cara do todo que integravam. Ainda para reforçar esse conceito, se não houvesse elementos de identificação de cada peça, de cada sujeito, com o todo, eles não poderiam participar do sistema, ou, ainda, o sistema não se constituiria como tal. Todos os sujeitos do experimento anterior eram diferentes, mas tinham alguma coisa de igual, caso contrário não estariam participando do mesmo sistema, ou seja, tinham todos a cara do outro. Numa multidão de homens, todos os homens são diferentes, mas, sem dúvida alguma, são todos homens.

A arte da resolução do tangran consiste, portanto, em conseguir enxergar a cara da figura em negro em cada peça mobilizada pelo jogador, mesmo que, aparentemente, ela nada tenha de semelhante com a figura. O mau jogador freqüentemente perde a idéia do todo enquanto manipula as partes, uma vez que tende a se fixar apenas nos limites da peça que procura movimentar. Além disso, costuma perder a idéia das articulações possíveis de cada peça com todas as demais, esquecendo-se de que cada peça tem a cara de todas as outras, caso contrário não poderiam compor o mesmo sistema. Todos os jogos, os de campo ou os de salão, possuem essas características: o bom jogador de futebol articula cada peça (o controle da bola, o chute, o passe...) como se estivesse enxergando nela o jogo inteiro.

Neste estudo procuro fazer uma analogia entre o Tangran e as coordenações motoras de uma pessoa. No meu entender, diante de uma situação qualquer que exige uma resposta motora, a pessoa tem que articular seus segmentos corporais mais ou menos como alguém que articula as peças do Tangran. Por exemplo, quando se pede a uma criança que execute uma cambalhota, o modelo da cambalhota que se mostra a ela, ou que sua imaginação evoca, é a figura em negro do Tangran. Os segmentos de que ela dispõe para resolver seu quebra-cabeça humano são os membros superiores (chamados adiante de braços), as pernas (membros inferiores, a cabeça, etc. A animação de seu quebra-cabeça são as tensões e relaxamentos que ela provoca nos músculos de cada segmento. Uma boa coordenação será aquela que mobiliza os segmentos corporais de modo a encaixá-los no conjunto sugerido; no caso, a cambalhota. Tudo dependerá do quanto ela conseguir conservar, ao longo do processo, a figura de fundo; do quanto ela conhecer de cada segmento corporal; do quanto ela os conhecer enquanto pertencentes a um conjunto móvel, coordenáveis entre si, do quanto ela identificar cada peça com o todo; e do quanto ela identificar cada peça com todas as outras.

Evidentemente que há diferenças fundamentais entre o Tangran quebra-cabeça e o Tangran humano. No jogo oriental, as peças possuem formas geométricas e a coordenação tem que ser necessariamente entre sete peças. No Tangran humano, as peças não possuem a regularidade daquele jogo, e não necessariamente é preciso utilizá-las todas ao mesmo tempo. Vejo o jogo do Tangran como uma representação simbólica das ações humanas. Por tratar-se de uma abstração, as peças podem ser geométricas; as irregularidades próprias da topologia humana ganham contornos regulares.

Há, no entanto, analogias que vale destacar, pelo menos no caso deste estudo. Resolvi, para melhor sistematizá-lo, determinar sete grandes segmentos corporais móveis no corpo humano, que podem se articular para cumprir objetivos práticos: cabeça, braço direito e braço esquerdo, parte superior do tronco, parte inferior do tronco (quadril), perna direita e perna esquerda. Para facilitar as descrições, chamarei à parte superior do tronco, simplesmente Tronco, e à parte inferior do tronco, simplesmente Quadril. Não se trata de um artifício: o corpo humano realmente apresenta, em seu conjunto, essas sete grandes peças móveis. Evidentemente que, em cada uma delas, há outras articulações internas possíveis, como as do braço, as do tronco, etc. O que significa que as possibilidades do Tangran humano são muito maiores do que as do quebra-cabeça oriental. Trata-se, no humano, de um quebra-cabeça bem mais complexo: apesar da complexidade, no entanto, ele é sempre resolvido, mas sempre, apenas parcialmente.

Os recursos de mobilização do corpo

Verificando a literatura especializada sobre a cinesiologia dos movimentos corporais, encontramos em Rasch e Burke uma classificação de mobilidade articular que define sete grandes movimentos articulares possíveis: flexão, extensão, abdução, adução rotação, circundução e hiperextensão (1973). Aqueles dois autores alertam para a variabilidade da nomenclatura nessa área, o que nos obriga a optar por uma ou por outra, em muitos casos. Portanto, esses movimentos principais das articulações não serão sete para todos os autores.

Pode ser que se trate de uma simples coincidência essa quantidade de segmentos e de movimentos. Serve-me bastante bem, no entanto, à analogia que pretendo fazer aqui, até porque entendo que o quebra-cabeça mencionado não nasce na cultura humana ao acaso, mas como representação simbólica de nossas próprias ações, conforme já mencionei. O significante não é cópia fiel da realidade, mas apenas um símbolo dela. A realidade das práticas humanas, com todos os problemas nela implicados, tem sido objeto de inúmeras representações, entre elas, julgo, o Tangran.

Ainda de acordo com Rasch e Burke, "os músculos do corpo são as máquinas através das quais a energia quimicamente armazenada é convertida em trabalho mecânico" (1973, p. 43). Diante da necessidade de realizar um gesto qualquer, é preciso mobilizar o corpo, é preciso pô-lo em movimento. No entanto, "um músculo só pode fazer duas coisas: desenvolver a tensão dentro de si mesmo ou relaxar-se" (Rasch, Burke, 1973, p. 58). Para Jean-Pierre Gasc,

> "a contração manifesta-se no plano mecânico por uma diminuição do comprimento da célula e por uma tensão no seu interior. As fibras, agrupadas em massas musculares, são assim capazes de exercer pressões sobre os elementos a que se acham ligadas. Essa é a origem das forças interiores que permitem o movimento..." (1987, p. 72.)

Pelo pouco que os autores escrevem sobre o relaxamento, talvez se deva deduzir que o processo de relaxar seria simplesmente o reverso do contrair. No entanto, toda ação só pode ser realizada pelo jogo permanente desses dois processos: contração e relaxamento. A atenção que se dedica à contração dá-nos bem a medida de nossa cultura em relação à atividade humana. Pensa-se muito mais no fazer que no não-fazer. Esse não-fazer, entendido aqui na dinâmica da corporeidade, ou seja, como uma outra forma de ação (contrariamente à idéia de passividade). A Educação Física, por exemplo, supostamente a atividade que orienta a educação motora das pessoas, especializou-se no contrair, no fazer. Hoje em dia, é muito mais difícil encontrar quem nos ensine a não-fazer que a fazer. Cada vez com mais freqüência precisamos urgentemente parar um pouco, realmente descansar, relaxar, e não encontramos ajuda para isso. Esquecemo-nos de que, a cada ação que praticamos, todo o mais que não aquilo que se mobiliza para a ação é o não-fazer que a possibilita.

Mas voltemos à fisiologia, que tantas vezes esquece a cultura humana. Ainda de acordo com Gasc, a aplicação dessas forças interiores sobre o meio ambiente produz uma reação em contrário que promove o deslocamento, "... desde que se consigam superar também duas outras forças de ligação: a inércia, que é função da massa do corpo, e o atrito contra tudo o que nos rodeia..." (1987, p. 72).

Reduzimos, portanto, as possibilidades humanas de realização de qualquer ação a apenas duas: tensões e relaxamentos. Essas são as duas possibilidades básicas que o ser humano possui para mobilizar seus sete segmentos corporais. Aparentemente são muito reduzidas as possibilidades de mobilização corporal que possui o ser humano. Mas, quando consideramos as possibilidades de combinação entre todos os segmentos móveis, cada qual podendo tensionar e relaxar suas cadeias musculares, perdemos a conta das possibilidades. Com apenas sete notas musicais, as mais belas sinfonias foram compostas. Não será por falta de possíveis que deixaremos de compor nossa sinfonia humana.

Questões metodológicas

Nosso quebra-cabeça era um gesto realizado por um dos professores da Escolinha de Esportes da Unicamp. Quando da realização deste estudo, as crianças que freqüentavam a escolinha praticavam, como atividades básicas, além do futebol, também a capoeira. As crianças viam o professor realizar o movimento da capoeira e, em seguida, procuravam reproduzi-lo. Dados os objetivos desta pesquisa, não se faziam correções sobre o que as crianças realizavam.

A exemplo do estudo anterior, os sujeitos deste, eram alunos da Escolinha de Esportes da Faculdade de Educação Física da Unicamp. As cenas que vou descrever foram filmadas em aulas de capoeira, e a conduta motora que escolhemos para analisar é um movimento chamado "A-U", assim denominado porque os braços, que no início do gesto estão voltados para cima, no meio da realização se apóiam no solo. Em cima, lembram um U e embaixo, um A. É um movimento semelhante a uma estrela da Ginástica Artística. O praticante, que parte de uma posição em pé, com as pernas afastadas lateralmente, os braços afastados um do outro, acima da cabeça, tem que apoiar os braços no solo, lateralmente ao tronco, ficar numa posição invertida, com braços e cabeça para baixo e pernas para cima, e terminar o movimento como começou, isto é, com braços e cabeça para cima e pernas apoiadas no solo.

Inicialmente o professor realizava repetidos "A-Us", diagonalmente à sala onde se realizavam as aulas. As crianças observavam o que ele fazia. Em seguida, uma a uma, tentavam fazer o mesmo. Considerei que o gesto do professor podia ser considerado como a figura em negro do quebra-cabeça. Quem tinha que resolver o quebra-cabeça eram as crianças. Seus segmentos corporais eram as peças disponíveis para resolvê-lo. As análises que se seguem verificam como cada uma delas procurou resolvê-lo.

Sei que, no nível humano, um problema nunca se apresenta igual para todos os que estão nele envolvidos. Por exemplo, a percepção do modelo apresentado é diferente de sujeito para sujeito. Os objetivos também diferem, como na pesquisa anterior. Mas, sem dúvida, todos estavam envolvidos em uma mesma situação, portanto, tinham todos o mesmo objetivo de reproduzir o modelo apresentado pelo professor. Ainda se poderia alegar, para justificar as diferenças de procedimentos entre os sujeitos, questões afetivas como o medo de cair, a insegurança, a timidez, etc. Porém, como afirmei anteriormente, o Tangran humano não é feito de peças geométricas que podem ser articuladas mecanicamente. As peças humanas são um amálgama de sentimentos, pensamentos, ossos, músculos e relações. Neste estudo, não é o humano que representa o artificial, mas o artificial que representa o humano.

Após a apresentação do modelo tangraniano aos sujeitos, um a um realizavam sua tarefa. Todo o processo era gravado em videoteipe para, em seguida, ser reproduzido num monitor de televisão. Passava-se, então, às descrições escritas dos gestos, feitas pelo pesquisador. Como se verá adiante, circunscrevi-me às descrições dos movimentos executados pelos sete grandes segmentos móveis aqui mencionados. Ou seja, tanto nos gestos do modelo, como nos dos sujeitos da pesquisa, descrevi apenas os movimentos dos dois membros superiores, dos dois membros inferiores, da cabeça, do tronco e do quadril. Considerei os movimentos de cada um dos segmentos em seis fases. A primeira delas referia-se à preparação para o gesto; a segunda, exatamente no momento em que uma das mãos tocava o solo pela primeira vez; a terceira fase descrevia o momento exato em que as duas mãos se apoiavam no solo e o sujeito ficava em uma posição invertida; a quarta fase era caracterizada pelo momento em que a primeira mão deixava o solo, após a posição invertida; na quinta fase, descrevíamos o momento em que o primeiro pé tocava o solo, de volta à posição em pé; e a sexta fase, quando os dois pés voltavam a se apoiar sobre o solo, ou seja, o final do gesto.

Nos estudos que se propõem a descrever o fenômeno, não há ponto de partida sem uma pergunta ao início. Interroguei sobre a inteligência humana do ponto de vista da motricidade. Interroguei sobre a complexidade da ação motora humana, em oposição ao reducionismo empírico. Interroguei sobre a sensibilidade humana. *Como cada sujeito articula seus próprios segmentos corporais para reproduzir uma conduta motora sugerida como modelo?* Essa foi a pergunta que nos surgiu à partida, orientadora de todos os procedimentos de análise.

De acordo com os procedimentos de pesquisa qualitativa aqui adotados, é necessário que se tenha uma descrição, a mais fiel possível, da ação do sujeito, quer seja uma ação verbal, escrita, ou, como aqui ocorre, uma ação de corpo inteiro. Adianto as dificuldades quase intransponíveis para se conseguir descrever com fidelidade uma ação corporal, especialmente em práticas muito dinâmicas, como as que aqui estão sendo consideradas.

O sujeito que realiza a ação, ao fazê-lo, descreve, com seus gestos, sua experiência humana. Trata-se de uma descrição não-verbal, extremamente complexa, expressão de seu conhecimento, de sua cultura, de sua história. Nesse caso, trata-se de uma descrição tipicamente sua, particular, simbólica, no sentido de que não usa, para fazê-la, uma linguagem de signos (no sentido piagetiano) socializados. O sujeito não recorre, ou recorre muito pouco, a um patrimônio coletivo de comunicação, como é o caso da linguagem verbal. Não se pode dizer, por outro lado, que o ''A-U'' ou ''Estrela'' não constituam um conjunto simbólico social, dado que fazem parte de uma cultura própria de alguns povos. Mas,

96

no nível em que se situou a ação, isto é, na fase de aprendizagem, cada expressão dizia respeito muito particularmente a cada sujeito. Sabemos, no entanto, que, quanto mais o gesto for elaborado — e um bom exemplo é o esporte institucionalizado —, mais comum se torna a uma sociedade, mantendo, mesmo assim, características muito marcantes de individualidade. Mas é sempre bom lembrar as enormes dificuldades que encontramos quando procuramos trabalhar com interpretações de descrições corporais. Pouco compreendemos do humano quando ele se manifesta de forma não verbal.

A descrição das ações aqui consideradas, aquelas que chamamos de não-verbais, constituem, no âmbito desta pesquisa, as descrições ingênuas. Filmar foi a forma que considerei mais precisa de registrá-las. Transcrevê-las foi o passo seguinte e, conforme mencionei anteriormente, apenas transcrevi os movimentos dos sete segmentos corporais que, por analogia ao quebra-cabeça denominado Tangran, forma o Tangran humano. Gostaria de fazer as análises das condutas motoras humanas de forma mais ampla, em relação a toda a movimentação dos sujeitos, mas, dadas as limitações de recursos de análise, por enquanto, contentemo-nos com analisar apenas alguns de seus aspectos.

Não apresentarei neste texto todas as reduções que necessitei realizar para tornar o fenômeno suficientemente claro. As interpretações que se sucedem precisam dessa clareza, de modo que o fenômeno possa se revelar quando interrogado. O processo para se chegar a essa revelação, quando se trata de análises de ações corporais, é extremamente complexo, e foi suficientemente descrito em minha tese de doutorado intitulada "O sensível e o inteligível: novos olhares sobre o corpo". Neste trabalho, são apresentadas apenas as últimas reduções, no meu entender, suficientes para o entendimento do público. Aqueles que se interessarem por maiores detalhes quanto à metodologia poderão ter acesso a eles quando de uma consulta à tese.

Na linguagem do pesquisador, portanto, já que a linguagem dos sujeitos pesquisados se expressa no seu discurso corporal, seguem-se descrições (conforme as tabelas 2, 3, 4, 5, 6) e interpretações da ação de cada sujeito.

No quadro que se segue são apresentadas, em termos de porcentagens, as convergências de cada sujeito (S) com o sujeito que serviu como modelo tangraniano (S_m).

Quanto aos movimentos da cabeça
(15 convergências possíveis)

S_1 —	convergiu em 8	categorias	— 53,3%
S_2 —	convergiu em 1	categoria	— 6,6%
S_3 —	convergiu em 4	categorias	— 26,6%
S_4 —	convergiu em 8	categorias	— 53,3%
S_5 —	convergiu em 10	categorias	— 66,6%
S_6 —	convergiu em 6	categorias	— 40,0%
S_7 —	convergiu em 4	categorias	— 26,6%
S_8 —	convergiu em 7	categorias	— 46,6%
S_9 —	convergiu em 8	categorias	— 53,3%
S_{10} —	convergiu em 9	categorias	— 60,0%
S_{11} —	convergiu em 9	categorias	— 60,0%
S_{12} —	convergiu em 4	categorias	— 26,6%
S_{13} —	convergiu em 5	categorias	— 33,3%

Quanto aos movimentos dos braços
(12 convergências possíveis)

S_1 —	convergiu em 10	categorias	— 83,3%
S_2 —	convergiu em 8	categorias	— 66,6%
S_3 —	convergiu em 8	categorias	— 66,6%
S_4 —	convergiu em 8	categorias	— 66,6%
S_5 —	convergiu em 8	categorias	— 66,6%
S_6 —	convergiu em 9	categorias	— 75,0%
S_7 —	convergiu em 9	categorias	— 75,0%
S_8 —	convergiu em 8	categorias	— 66,6%
S_9 —	convergiu em 9	categorias	— 75,0%
S_{10} —	convergiu em 8	categorias	— 66,6%
S_{11} —	convergiu em 10	categorias	— 83,3%
S_{12} —	convergiu em 8	categorias	— 66,6%
S_{13} —	convergiu em 11	categorias	— 91,6%

Quanto aos movimentos das pernas
(6 convergências possíveis)

S_1 —	convergiu em 2	categorias	— 33,3%
S_2 —	convergiu em 2	categorias	— 33,3%
S_3 —	convergiu em 3	categorias	— 50,0%
S_4 —	convergiu em 3	categorias	— 50,0%
S_5 —	convergiu em 4	categorias	— 66,6%
S_6 —	não teve convergências		
S_7 —	convergiu em 4	categorias	— 66,6%
S_8 —	convergiu em 3	categorias	— 50,0%

S_9 —	convergiu em 5 categorias	— 83,3%
S_{10} —	convergiu em 5 categorias	— 83,3%
S_{11} —	convergiu em 2 categorias	— 33,3%
S_{12} —	convergiu em 5 categorias	— 83,3%
S_{13} —	convergiu em 3 categorias	— 50,0%

Quanto aos movimentos do quadril
(18 convergências possíveis)

S_1 —	convergiu em 11 categorias	— 61,1%
S_2 —	convergiu em 10 categorias	— 55,5%
S_3 —	convergiu em 10 categorias	— 55,5%
S_4 —	convergiu em 11 categorias	— 61,1%
S_5 —	convergiu em 11 categorias	— 61,1%
S_6 —	convergiu em 13 categorias	— 72,2%
S_7 —	convergiu em 14 categorias	— 77,7%
S_8 —	convergiu em 7 categorias	— 38,8%
S_9 —	convergiu em 13 categorias	— 72,2%
S_{10} —	convergiu em 12 categorias	— 66,6%
S_{11} —	convergiu em 12 categorias	— 66,6%
S_{12} —	convergiu em 8 categorias	— 44,4%
S_{13} —	convergiu em 15 categorias	— 83,3%

Quanto aos movimentos do tronco
(18 convergências possíveis)

S_1 —	convergiu em 6 categorias	— 33,3%
S_2 —	convergiu em 11 categorias	— 61,1%
S_3 —	convergiu em 11 categorias	— 61,1%
S_4 —	convergiu em 14 categorias	— 77,7%
S_5 —	convergiu em 11 categorias	— 61,1%
S_6 —	convergiu em 11 categorias	— 61,1%
S_7 —	convergiu em 8 categorias	— 44,4%
S_8 —	convergiu em 14 categorias	— 77,7%
S_9 —	convergiu em 14 categorias	— 77,7%
S_{10} —	convergiu em 11 categorias	— 61,1%
S_{11} —	convergiu em 12 categorias	— 66,6%
S_{12} —	convergiu em 9 categorias	— 50,0%
S_{13} —	convergiu em 15 categorias	— 83,3%

Em seguida, apresento algumas tabelas que utilizei neste estudo, as que descrevem o fenômeno de modo mais geral. Creio serem ilustrativas o suficiente para que o leitor acompanhe as interpretações e conclusões que se sucederão.

Na Tabela 2 temos a descrição dos movimentos de todos os sujeitos (S) quanto à cabeça. Na parte superior da Tabela 2, na primeira linha,

Tabela 2 — CONVERGÊNCIAS E DIVERGÊNCIAS - ESTRELA ("A-U")

Sujeitos (s)	S_M	S_1	S_2	S_3	S_4	S_5	S_6	S_7	S_8	S_9	S_{10}	S_{11}	S_{12}	S_{13}
Cabeça - 1ª fase														
ID	X				X		X		X	X				X
E				X			X					X	X	
IE			X						X		X			
RD	X				X	X	X	X		X	X			X
RE			X	X					X				X	
F														
EX		X	X			X	X	X	X	X	X	X	X	X
H				X										
Cabeça - 2ª fase														
ID				X		X			X		X			
E	X		X			X	X		X			X	X	X
IE											X			
RD	X						X	X		X				
RE														
F														
EX		X	X			X	X	X			X	X	X	X
H					X	X			X	X				
Cabeça - 3ª fase														
ID				X		X	X							
E		X						X	X	X	X		X	X
IE	X						X				X			
RD														
RE														
F														
EX		X	X			X				X	X	X	X	
H				X	X			X	X	X			X	X

estão todos os sujeitos. Nas linhas subseqüentes, os segmentos e seus respectivos movimentos. Nessa tabela, observando-se as as linhas, poder-se-á comparar os movimentos de cada sujeito com todos os demais, em cada categoria. Por exemplo, em relação à primeira fase do gesto, inclinação à direita (ID), temos todos os sujeitos que convergem nessa categoria. Ou seja, cada linha nos mostra as convergências em cada categoria. Ao mesmo tempo se poderá verificar as convergências que existem com S_m em cada categoria.

Ao observarmos as colunas, poderemos verificar o conjunto de movimentos de cada sujeito no segmento de cabeça, de forma a poder comparar o conjunto de cada sujeito com o conjunto de S_m.

De modo geral, verificamos que não há qualquer movimento que seja feito igualmente por todos os sujeitos. Alguns movimentos apresentam maior convergência, como a extensão da cabeça na primeira fase e na última fase; outros aparecem em apenas um sujeito, como a hiperextensão da cabeça em S_2 na primeira fase. Tal tipo de análise não

Tabela 2 — (cont.)

Sujeitos (s)	S_M	S_1	S_2	S_3	S_4	S_5	S_6	S_7	S_8	S_9	S_{10}	S_{11}	S_{12}	S_{13}
Cabeça - 4ª fase														
ID			X	X					X	X				
E		X			X		X	X		X	X	X	X	X
IE	X					X								
RD														
RE														
F														
EX	X	X				X				X	X	X	X	
H					X		X		X		X		X	X
Cabeça - 5ª fase														
ID			X						X		X			
E		X			X	X	X	X		X		X	X	X
IE	X						X							
RD								X						
RE														
F														
EX	X	X								X	X	X	X	
H					X		X		X		X		X	X
Cabeça - 6ª fase														
ID		X			X			X						
E						X	X		X	X	X	X	X	X
IE	X			X								X		
RD	X	X					X		X				X	
RE				X										
F														
EX	X	X			X	X	X	X	X	X	X	X	X	
H					X									X

ID = Inclinação à direita   RE = Rotação à Esquerda
E = Ereta   F = Flexão
IE = Inclinação à Esquerda   EX = Extensão
RD = Rotação à Direita   H = Hiperextensão

atende aos objetivos deste estudo, uma vez que o foco das atenções está voltado para as convergências com S_m.

Quanto às convergências com S_m, elas não são altas no segmento corporal descrito na Tabela 2. Nesta tabela, confrontando-se com o quadro de convergências em porcentagens, vemos que poucas delas ultrapassam os 50%. Ou seja, as diferenças são muito marcantes entre os sujeitos pesquisados e S_m, nessa categoria.

Na Tabela 3 foram descritos os movimentos realizados pelos braços. Foram considerados separadamente os movimentos do braço direito e do braço esquerdo de cada sujeito, dado que podiam realizar movimentos bastante diferentes um do outro em algumas fases. No entanto, da segunda à quinta fase, de modo geral, para poderem se apoiar no

Tabela 3 — CONVERGÊNCIAS E DIVERGÊNCIAS - ESTRELA ("A-U")

Sujeitos (s)	S_M	S_1	S_2	S_3	S_4	S_5	S_6	S_7	S_8	S_9	S_{10}	S_{11}	S_{12}	S_{13}
Braços - 1ª fase														
−45°														
direito	x|	x|												x|
esquerdo	|x													
45° a 90°														
direito			x|	x|	x|	x|		x|			x|			
esquerdo			|x	|x	|x	|x	|x				|x			
+90°														
direito								x|	|x	x|	x|		x|	x|
esquerdo		|x								|x	|x		|x	|x	|x
Braços - 2ª fase														
−45°														
direito														
esquerdo														
45° a 90°														
direito														
esquerdo														
+90°														
direito	x|	x|	x|	x|	x|	x|	x|	x|	x|	x|	x|	x|	x|	x|
esquerdo	|x	|x	|x	|x	|x	|x	|x	|x	|x	|x	|x	|x	|x	|x
Braços - 3ª fase														
−45°														
direito														
esquerdo														
45° a 90°														
direito														
esquerdo														
+90°														
direito	x|	x|	x|	x|	x|	x|	x|	x|	x|	x|	x|	x|	x|	x|
esquerdo	|x	|x	|x	|x	|x	|x	|x	|x	|x	|x	|x	|x	|x	|x

solo, os sujeitos levam os braços acima da linha dos ombros. Isso ocorre principalmente na terceira e quarta fases, quando ficam de cabeça para baixo, com os braços apoiados no solo. Aí têm que ficar obrigatoriamente com os braços em abertura superior a um ângulo de 90 graus. Portanto, eram esperadas convergências muito altas, o que de fato ocorreu, conforme se pode verificar no quadro de convergências e nesta tabela. Mesmo assim, em vários casos, elas ficam abaixo de 70%. Mas foi nesta categoria que se encontrou a maior de todas as convergências (91,6%).

Essas convergências altas com S_m não indicam que os gestos dos sujeitos são quase idênticos aos dele, mas que se aproximam dos dele apenas quanto à abertura dos braços. De qualquer forma, não houve, quanto à abertura dos braços, um caso sequer em que a convergência fosse absoluta.

Na Tabela 4 temos as descrições dos movimentos realizados pelas pernas, exclusivamente quanto ao ângulo de abertura que formavam uma em relação à outra. Portanto, dentre inúmeras possibilidades de movi-

Tabela 3 — (cont.)

Sujeitos (s)	S_M	S_1	S_2	S_3	S_4	S_5	S_6	S_7	S_8	S_9	S_{10}	S_{11}	S_{12}	S_{13}
Braços - 4.ª fase														
−45°														
direito														
esquerdo														
45° a 90°														
direito														
esquerdo														
+90°														
direito	x	x	x	x	x	x	x	x	x	x	x	x	x	x
esquerdo	x	x	x	x	x	x	x	x	x	x	x	x	x	x
Braços - 5.ª fase														
−45°														
direito														
esquerdo														
45° a 90°														
direito										x	x			
esquerdo											x			
+90°														
direito	x	x	x	x	x	x	x	x	x			x	x	x
esquerdo	x	x	x	x	x	x	x	x	x	x		x	x	x
Braços - 6.ª fase														
−45°														
direito	x	x						x		x	x	x		x
esquerdo	x			x			x			x	x	x		x
45° a 90°														
direito			x	x		x	x							
esquerdo		x	x		x	x		x	x					
+90°														
direito					x				x				x	
esquerdo													x	

Obs.: Os graus referem-se à abertura dos membros superiores.

mentos que podem realizar as pernas, escolhemos considerar apenas o ângulo de abertura entre elas, em cada fase.

Existem tanto convergências altas como convergências baixas. Tanto temos um caso em que há divergência absoluta (S_6), como três casos com convergências de 83,3%.

Essas convergências maiores ou menores com S_m numa dada categoria, como se viu na análise ideográfica, não significam necessariamente convergências altas nas outras categorias.

Também no caso dos movimentos das pernas, não há um sujeito sequer que tenha convergência absoluta com S_m. Mesmo limitando bastante a observação, isto é, considerando apenas um detalhe das múltiplas possibilidades de movimentos das pernas, não se encontra um sujeito que seja totalmente igual a S_m.

Na Tabela 5 foram considerados diversos movimentos, dentre os

Tabela 4 — CONVERGÊNCIAS E DIVERGÊNCIAS - ESTRELA ("A-U")

Sujeitos (s)	S_M	S_1	S_2	S_3	S_4	S_5	S_6	S_7	S_8	S_9	S_{10}	S_{11}	S_{12}	S_{13}
Pernas - 1ª fase / -45°	×		×	×	×	×		×	×	×	×	×	×	×
45° a 90°	×													
+90°														
Pernas - 2ª fase / -45°												×		
45° a 90°	×		×				×	×	×	×		×		
+90°		×	×	×		×								×
Pernas - 3ª fase / -45°		×										×		
45° a 90°				×			×							
+90°	×	×		×		×		×		×	×		×	×
Pernas - 4ª fase / -45°		×										×		
45° a 90°				×	×		×	×						×
+90°	×	×				×				×	×		×	
Pernas - 5ª fase / -45°		×								×	×	×		
45° a 90°		×		×	×			×	×					×
+90°	×					×				×				
Pernas - 6ª fase / -45°	×		×	×	×			×	×		×	×	×	×
45° a 90°		×				×				×				
+90°														

Obs.: Os graus referem-se à abertura dos membros inferiores.

inúmeros possíveis de serem realizados pelo quadril. Foram descritas as rotações, as extensões e as flexões.

As convergências com S_m foram mais altas que o que ocorreu quanto às pernas. Em apenas dois casos foram muito altas: S_7 com 77,7% e S_{12} com 83,3%. Em compensação, tivemos dois casos abaixo de 50%.

Olhando-se, de modo geral, esta como todas as outras tabelas, de pronto verificamos que as convergências são superiores a 50%. Se não fossem, seria uma surpresa. Em descrições pouco detalhadas como estas, as convergências fortes ainda são esperadas. De qualquer maneira, de um lado são as igualdades, mesmo que invisíveis, que identificam os elementos do conjunto; de outro lado, são as possibilidades de interações entre as diferenças que geram tais identidades. No entanto, foi possível, em todas as tabelas, deixar bem claras as diferenças marcantes entre os sujeitos e o modelo, isto é, a marca da originalidade da ação de cada um deles.

Na Tabela 6 descrevemos os movimentos realizados pelos sujeitos no segmento Tronco, isto é, a parte superior do tronco, excluindo-se aí o quadril, que foi descrito separadamente. Vários movimentos foram considerados: flexão, extensão, retificação (quando o tronco não está se aproximando das pernas, ou se afastando delas, mas ereto), hiperextensão, rotação e inclinação.

Encontramos convergências altas e baixas, mas nada de diferente comparativamente às outras categorias. De fato, os sujeitos se assemelham com S_m em todas as categorias, mas estão longe de realizarem uma cópia de seus gestos.

Cada sujeito é único, porém, capaz de fazer o gesto que lhe foi apresentado como modelo, com a condição de que possa fazê-lo a seu modo.

Em cada segmento descrito, considerando-se as dificuldades de descrições minuciosas dos movimentos, esperava-se que, de modo geral, as convergências fossem superiores a 50%, o que daria testemunho de que todos os sujeitos perseguiam objetivos semelhantes, dados pela proposta de seguir o modelo.

Passarei agora às interpretações dos dados apresentados nos quadros e tabelas. Primeiramente as interpretações individuais, isto é, as interpretações dos movimentos de cada sujeito desta pesquisa. Em seguida, as interpretações mais gerais que se puderam fazer da confrontação dos vários casos entre si.

S_1 — Nota-se que S_1 apresenta mais convergências que divergências em relação aos movimentos realizados por S_m. O que confirma o fato de que S_1 consegue, a seu modo, realizar o gesto sugerido por S_m. Porém, não tanto a seu modo, pois sua conduta tem nítidas semelhanças com S_m. Assemelha-se mais que em qualquer outra categoria, a S_m, na dos movimentos dos braços (83,3%) (cf. Tabela 3). Quanto aos movimentos das pernas, tem uma pequena convergência (33,3%). Mas o que vale destacar é que guarda semelhanças e diferenças em todas as categorias observadas.

S_2 — É curioso notar que este sujeito tem, quanto à cabeça, uma convergência muito pequena (6,6%). Também quanto às pernas, apresenta baixa convergência (33,3%). Apresenta uma convergência relativamente alta somente quanto aos braços (66,6%). Mesmo baixas convergências como as que aqui observamos não impedem que um sujeito mantenha uma conduta motora que o identifique com os demais sujeitos que vivem a mesma situação.

S_3 — Este sujeito é um exemplo muito parecido com o anterior. Também consegue manter a identidade no grupo, apesar das baixas convergências. Somente nos movimentos dos braços guarda uma conver-

Tabela 5 — CONVERGÊNCIAS E DIVERGÊNCIAS - ESTRELA ("A-U")

Sujeitos (s) Quadril - 1ª fase	S_M d|e	S_1 d|e	S_2 d|e	S_3 d|e	S_4 d|e	S_5 d|e	S_6 d|e	S_7 d|e	S_8 d|e	S_9 d|e	S_{10} d|e	S_{11} d|e	S_{12} d|e	S_{13} d|e
QD............	|	|	|	|	|	x	|	|	|	|	|	|	|	|
QE............	|	|	|	|	|	|	|	|	|	|	|	|	|	|
EQ direito	x|	x|			x|	x|		x|		x|	x|			x|
esquerdo	|x	|x		|x	|x	|x	|x	|x	|x	|x	|x			|x
FQ direito			x|	x|				x|		x|			x|	x|
esquerdo			|x										|x	|x
SR............	x	x	x	x	x	|	x	x	x	x	x	x	x	x
Quadril - 2ª fase QD............	|	|	|	|	|	x	x	x	|	x	|	|	|	|
QE............	|	|	|	|	|	|	|	|	|	|	|	|	|	|
EQ direito	|	|	|	|	|	|	|	|	|	|	x|	|	x|	|
esquerdo	|x	|	|	|	|x	|x	|	|	|x	|x	|	|	|	|
FQ direito	x|	x|	x|	x|	x|	x|	x|	x|	x|	|	|	x|	|	x|
esquerdo	|	|x	|x	|x	|x	|	|x	|x	|	|	|x	|x	|x	|x
SR............	x	x	x	x	|	x	|	x	|	x	x	x	x	x
Quadril - 3ª fase QD............	|	|	|	x	x	|	|	|	|	|	|	|	|	|
QE............	|	|	|	|	|	|	|	|	|	|	|	|	|	|
EQ direito	|	|	|	|	|	|	|	|	|	x|	x|	|	x|	|
esquerdo	|x	|	|	|	|	|	|	|x	|	|	|x	|	|	|x
FQ direito	x|	x|	x|	x|	x|	x|	x|	x|	x|	|	|	x|	|	x|
esquerdo	|	|x	|x	|x	|x	|x	|	|x	|x	|	|x	|x	|x	|
SR............	x	x	x	|	|	x	x	x	x	x	x	x	x	x

gência maior (66,6%). Porém, nos movimentos feitos com a cabeça, apenas 26,6%.

S_4 — Neste sujeito, é mais fácil verificar a identidade com o modelo apresentado, pois apresenta convergências acima de 50% em todas as categorias. Somente as pernas ficam nos 50%. No tronco, por exemplo, tem uma convergência de 77,7%, que é a mais alta nesse caso.

S_5 — Cada sujeito apresenta uma história incrivelmente diferente da dos demais sujeitos. Este, por exemplo, mantém uma impressionante regularidade de convergências. Em todas as categorias entre 60 e 70%.

S_6 — Outra história extremamente diferente. Um caso de grandes contrastes. Não há convergências quanto aos movimentos das pernas. Mas há uma convergência de 75% quanto aos braços e de 72,2% quanto ao tronco. Mas apenas 40% em relação à cabeça, e 0% em relação às pernas.

S_7 — Outro caso de contraste pois, enquanto tem convergências

Tabela 5 — (cont.)

Em cada coluna de sujeito, a célula está subdividida em d | e (direito | esquerdo).

Sujeitos (s)	S_M	S_1	S_2	S_3	S_4	S_5	S_6	S_7	S_8	S_9	S_{10}	S_{11}	S_{12}	S_{13}
Quadril - 4ª fase	d|e	d|e	d|e	d|e	d|e	d|e	d|e	d|e	d|e	d|e	d|e	d|e	d|e	d|e
QD	|	|	|	x	|	x	|	|	x	x	|	|	x	|
QE	|	|	x	|	|	|	|	|	|	|	|	|	|	x
EQ direito	x|	|	|	|	|	|	x|	|	|	x|	|	|	x|	x|
EQ esquerdo	|	|x	|	|	|	|	|x	|	|	|x	|	|	|x	|
FQ direito	|	x|	x|	x|	x|	x|	|	x|	x|	|	x|	x|	|	|
FQ esquerdo	|x	|	|x	|x	|x	|x	|	|x	|	|x	|x	|x	|	|x
SR	x	x	|	|	x	|	x	x	|	|	x	x	|	|
Quadril - 5ª fase														
QD	|	|	|	|	x	x	x	|	|	x	x	|	x	|
QE	|	|	x	|	|	|	|	|	|	|	|	|	|	x
EQ direito	x|	|	|	|	x|	|	|	x|	|	|	x|	|	x|	x|
EQ esquerdo	|	|x	|	|x	|	|	|	|x	|	|x	|	|	|x	|
FQ direito	|	x|	x|	|	x|	x|	|	x|	x|	|	x|	x|	|	|
FQ esquerdo	|x	|	|x	|	|x	|x	|	|x	|	|x	|x	|x	|	|x
SR	x	x	|	|	x	|	x	x	|	|	x	x	|	|
Quadril - 6ª fase														
QD	|	|	|	|	x	|	|	|	|	|	|	|	|	|
QE	|	|	|	|	|	|	|	|	|	|	|	|	|	|
EQ direito	|	|	|	|	|	|	|	|	x|	x|	|	|	|	|
EQ esquerdo	|	|x	|	|	|	|	|	|	|x	|x	|	|	|	|
FQ direito	x|	x|	x|	x|	x|	x|	x|	x|	|	|	x|	x|	x|	x|
FQ esquerdo	|x	|	|x	|x	|x	|x	|x	|x	|	|	|x	|x	|x	|x
SR	x	x	x	x	|	x	x	x	x	x	x	x	x	x

QD = Rotação para a Direita FQ = Flexão de Quadril
QE = Rotação para a Esquerda SR = Sem Rotação
EQ = Extensão do Quadril

altas no braço (75%) e quadril (77,7%), na cabeça (26,6%) e no tronco (44,4%) tem baixas convergências.

S_8 — Outro caso como o anterior; muitos contrastes. Se o tronco apresenta convergências da ordem de 77,7%, as pernas têm apenas 38,8%.

S_9 — Neste caso, todas as convergências são altas. Apenas a cabeça fica abaixo dos 70% (aparece com 53,3%).

S_{10} — Outro caso de grandes convergências, e acima dos 60%. Inclusive, quanto às pernas, chega a 83,3%.

S_{11} — Um caso interessante, pois todas as categorias apresentam convergências acima dos 60%, mas quanto às pernas, temos apenas 33,3% de convergências.

Tabela 6 — CONVERGÊNCIAS E DIVERGÊNCIAS - ESTRELA ("A-U")

	S_M	S_1	S_2	S_3	S_4	S_5	S_6	S_7	S_8	S_9	S_{10}	S_{11}	S_{12}	S_{13}
Tronco - 1ª fase														
FQ.........	×		×	×							×	×	×	
RET.........		×			×	×	×	×	×	×				×
H.........														
TRD.........				×					×					
TRE.........														
TSR.........	×	×	×		×	×	×	×	×		×	×	×	×
TID.........			×	×	×	×								×
TIE.........						×					×		×	
TE.........	×	×	×						×	×		×		
Tronco - 2ª fase														
FQ.........	×		×	×	×	×	×	×	×	×	×	×	×	×
RET.........		×												
H.........														
TRD.........	×			×	×	×	×		×	×				×
TRE.........		×	×					×				×		
TSR.........												×	×	
TID.........	×	×		×	×	×	×		×	×				×
TIE.........			×					×				×		×
TE.........												×		
Tronco - 3ª fase														
FQ.........														
RET.........	×		×	×	×				×	×	×	×		×
H.........		×				×	×	×					×	
TRD.........														
TRE.........														
TSR.........	×	×	×	×	×	×	×	×	×	×	×	×	×	×
TID.........														
TIE.........														
TE.........	×	×	×	×	×	×	×	×	×	×	×	×	×	×

S_{12} — Se tem, por um lado, convergências altas quanto às pernas, nos demais casos as tem de médias para baixo. Por exemplo, na cabeça, apenas 26,6%; no tronco 44,4%.

S_{13} — Apresenta convergências altas, mas também um dos maiores contrastes. Se apresenta 91,6% de convergências nos movimentos dos braços, nos das pernas tem apenas 33,3%.

Considerei que essas interpretações individuais não foram ainda suficientes para responder à interrogação inicial. Sempre que isso ocorrer,

Tabela 6 (cont.)

Tronco	S_M	S_1	S_2	S_3	S_4	S_5	S_6	S_7	S_8	S_9	S_{10}	S_{11}	S_{12}	S_{13}
Tronco - 4ª fase														
FQ		×			×				×			×	×	×
RET	×		×	×				×		×	×			
H						×	×							
TRD		×		×										
TRE														
TSR	×		×		×	×	×	×	×	×	×	×	×	×
TID		×						×					×	
TIE	×				×			×						×
TE			×	×		×	×			×	×	×		
Tronco - 5ª fase														
FQ	×	×			×			×	×	×		×	×	×
RET			×	×				×						
H						×	×				×			
TRD		×		×										
TRE														
TSR	×		×		×	×	×	×	×	×	×	×	×	×
TID		×						×			×		×	
TIE	×			×	×	×	×		×	×				×
TE		×										×		
Tronco - 6ª fase														
FQ	×		×		×	×	×					×	×	×
RET		×		×				×	×	×	×			
H														
TRD		×											×	
TRE			×									×		
TSR	×			×	×	×	×	×	×	×	×			×
TID		×						×					×	
TIE			×			×	×							
TE	×			×	×				×	×	×	×		×

FQ = Tronco Flexionado TRE = Rotação para a Esquerda
RET = Tronco Retificado TSR = Sem Rotação
H   = Tronco Hiperestendido TID = Inclinação para a Direita
TRD = Rotação para a Direit TIE = Inclinação para a Esquerda
TE = Ereto

o pesquisador deve continuar realizando reduções, de forma a tornar o fenômeno mais claro à sua compreensão, isto é, descrevendo-o numa linguagem mais compreensível para ele, pesquisador.

S_1 — Como todos os sujeitos deste experimento, S_1 realiza seu gesto de tal forma que não restam dúvidas, ao se observar a cena, que faz o mesmo gesto que S_m. Não apresenta grandes diferenças em relação a S_m, a não ser quanto aos movimentos das pernas. É o sujeito que tem, aparentemente, a melhor execução do gesto sugerido.

S_2 — Tem uma história diferente, tanto de S_m como do sujeito anteriormente descrito ou de todos os demais sujeitos deste experimento. O quebra-cabeça para S_2 é aparentemente o mesmo que para os outros, mas não sabemos se ele o vê como os demais o vêem. Também não sabemos se dispõe das mesmas peças corporais que os outros, na medida em que suas peças são "seu" corpo, que também é uma construção, uma representação. Voltando ao filme, para ver a cena de forma mais geral, verificamos que, aparentemente, S_2 apresenta uma execução tecnicamente insatisfatória. É mesmo o sujeito que apresentou as maiores dificuldades. Nota-se que apresentou nítidas diferenças com S_m quanto à cabeça e às pernas, e nenhuma convergência muito alta, a não ser nos movimentos dos braços, onde todos tiveram convergências altas.

S_3 — Se as convergências, baixas ou altas, mantidas com S_m fossem regulares, isso poderia ser uma boa regra lógica. Mas, enquanto este sujeito apresenta baixas convergências em quase todas as categorias, há outros sujeitos que as têm altas. Ou seja, ter baixas convergências não pode ser uma regra de realização dessa tarefa. Por outro lado, este sujeito mostra que se pode "resolver" o quebra-cabeça com baixas convergências, assim como outros o "resolvem" com altas convergências. Voltando ao filme, porém, olhando o aspecto mais geral da ação, podemos dizer que este sujeito tem, aparentemente, uma fraca execução, principalmente quanto aos movimentos dos braços, quadril e pernas. Mas não é nessas categorias que mais diverge de S_m, surpreendentemente. A descrição em detalhes muitas vezes contraria a aparência mais geral da ação.

S_4 — Poder-se-ia pensar, também, que altas convergências seriam a melhor regra de resolução do Tangran humano. Mas não podemos dizer que é. Este é um sujeito que apresenta altas convergências, todas acima de 50%. Pode-se dizer que tem mais êxito que S_3? Não, não dá para dizer isso, pois já é possível afirmar aqui que a melhor solução não é, para cada sujeito, fazer o gesto mais parecido com o do modelo apresentado. O êxito será aqui sempre relativizado. Comentarei melhor isso mais adiante. Na aparência mais geral do gesto (no filme), sua execução é apenas razoável; por exemplo, pior que S_1, apesar de apresentar maiores convergências. Mostra dificuldades aparentes quanto aos movimentos das pernas, cabeça e quadril, mas somente nas pernas há uma convergência que não é maior que 50% (é exatamente 50%).

S_5 — É o sujeito mais regular de todos, pois mantém todas as convergências altas e entre 60% e 70%, o que sugeriria, à primeira vista, que, se o sujeito converge com o modelo numa dada categoria num certo nível, manterá o mesmo nível em todas as outras. Porém, o caso deste sujeito é único entre os treze.

S_6 — Este sujeito apresenta uma construção que poderia constituir uma outra boa regra. Então, o melhor seria ter altas e baixas convergências na mesma conduta motora? Ele converge em 0% quanto às pernas, e em 72,2% quanto aos braços, por exemplo. Mas apenas o que se pode dizer é que esse é o seu jeito de fazer o gesto. Por mais que se procurem nos movimentos dos sujeitos as regras deste Tangran, parece que, com muito freqüência, aparecem novos casos que as contrariam. É interessante notar que este sujeito, que constitui um caso muito semelhante a S_7, mostra uma execução que, pela aparência mais geral, diríamos que é tecnicamente boa, falhando mais quanto aos movimentos da cabeça. Mas não é exatamente isso que mostram as descrições que fizemos dele em seguida.

S_7 — Um caso de contrastes tão grandes quanto os do anterior. 77,7% de convergências com S_m no quadril e 26,6% na cabeça. Parece que as coordenações nos diversos segmentos corporais não se desenvolveram todas no mesmo ritmo nesse sujeito, ou não se aplicam todas no mesmo nível. Dir-se-ia deste sujeito, olhando o filme, que aparenta uma má execução, especialmente no que toca ao quadril, ao tronco e às pernas. Porém, essa má execução seria pela baixa convergência nos movimentos da cabeça. Mas e a alta convergência no quadril não compensaria isso?

S_8 — O terceiro caso seguido de grandes contrastes, o que prova que essa não pode ser a melhor regra da resolução do Tangran. Do primeiro, pode-se dizer que teve uma boa execução; o segundo, uma execução ruim; este terceiro, uma execução razoável. Ou, então, podemos pensar que a irregularidade é a regra, ou que a irregularidade é a regularidade mais presente. Ou até que o imprevisível, o indeterminado, é a boa regra. Mas mesmo uma regra assim ainda não pode ser abraçada neste momento.

S_9 — Agora aparece S_9, que contraria tudo. Todas as suas convergências com S_m são altas. Talvez seja um exemplo do sonho da escola. Aquele sujeito que consegue se ajustar aos modelos apresentados pela escola, aquele que "aprende". Mas é discutível se é isso que ele realmente está fazendo. Não se poderá dizer que mais tarde ele não terá que contrariar o modelo mais que atualmente. Sua execução pode ser considerada boa, na aparência mais geral da cena. Ou seja, um sujeito que tem alta convergência com o modelo, tem uma boa execução, mas sujeitos que não tiveram tão altas convergências também tiveram essa boa execução. Vê-se no filme que S_9 não executa bem os movimentos da cabeça, que, de fato, têm a menor convergência. Neste sujeito, parece que tudo é coerente, mas não é o que aparece com a melhor execução. Porém, vale lembrar que essa "boa execução" é aquela que melhor agrada ao sentido estético do pesquisador, pois, mesmo do ponto de vista técnico, essa afirmação só pode ser confirmada depois das descrições mais minuciosas.

S_{10} — Um outro caso como o anterior. Todas as convergências são altas. Já podemos começar a pensar que a boa regra são as altas convergências. Porém, não podemos esquecer aquilo que constitui o objetivo nesta pesquisa para o professor que apresenta o modelo, para cada sujeito, e o que o constitui para a expectativa de cada professor. Por exemplo, o objetivo de se executar um gesto de capoeira é o de fazer igual ao do professor ou é o de aprender capoeira? Neste caso, é necessário destacar que um sujeito que tem convergências altas, como o sujeito anterior a este, tem uma má execução, enquanto S_{10} teve uma boa execução. Suas maiores falhas seriam quanto aos movimentos da cabeça e do quadril, mas todas as suas convergências são altas. Como pode ter ele uma má execução? De duas uma: ou a observação mais geral da cena que o pesquisador faz é muito imprecisa, ou fazer mais parecido ou menos parecido com o modelo não é garantia de boa execução.

S_{11} — Quando S_{11} parece que vai seguir a regra dos dois anteriores, as pernas apresentam convergência de apenas 33,3%. Por que tal contraste em apenas uma categoria, quando todas as outras têm convergências altas? Na aparência do gesto, no filme, sua execução é tecnicamente má, com falhas em todos os segmentos. Será que a divergência alta quanto aos movimentos das pernas justificaria uma má execução? Mas isso ocorreu com outros sujeitos, que não foram assim tão comprometidos.

S_{12} — É um exemplo de convergências baixas, com exceção das pernas. Cada sujeito que descrevemos é um novo desafio. Quando julgamos estar encontrando a lógica das ações, surge um novo sujeito que a contraria. Este sujeito executa mal o movimento, na aparência mais geral, tanto quanto S_{11}, só que este possui convergências altas, e S_{12}, baixas convergências.

S_{13} — Neste caso, o sujeito apresenta a maior de todas as convergências, mas, em compensação, também uma das menores em relação a S_m. E exatamente quanto a braços e pernas, nestas, a menor, e naquelas, a maior (91,6% e 33,3%). Pode-se considerar seu gesto como tecnicamente mal executado, especialmente quanto a pernas, cabeça, braços e quadril, apesar de termos visto que, em duas dessas categorias, tem a maior e menor convergência.

Interpretação geral do fenômeno

Analisei, até aqui, um a um todos os sujeitos. Após as descrições iniciais, realizei sucessivas reduções, até julgar ter colocado os acontecimentos de forma a poder revelá-los e, finalmente, chegar a uma interpretação final. De cada sujeito realizei uma análise individual, ideográfica, exclusivamente em termos da perspectiva que me moveu, qual seja, a de verificar as construções motoras desses sujeitos comparativamente à do sujeito utilizado como modelo. Isto é, em relação ao objetivo explícito na situação vivida pelos sujeitos, de que forma cada qual, individualmente, buscava atingir esse objetivo? Porém, a perspectiva que mais orientou minhas análises não era a das individualidades, apesar de serem etapas intermediárias e necessárias. Interessavam-me, sobretudo, as relações gerais entre todos os acontecimentos individuais, interessava-me a ação de todos no sistema de que participavam, interessava-me uma lógica que, desde sempre, eu supunha perpassar todos os acontecimentos.

a) o poder de todos

Permito-me, por razões que se justificam teoricamente, supor que todos os sujeitos aqui analisados poderiam reproduzir o modelo apresentado por S_m, com uma ressalva: toda ação prática é original. Não é dado a nenhum sujeito o poder de repetir qualquer ação exatamente como alguma outra que tenha sido realizada anteriormente, por ele mesmo, ou por qualquer outro sujeito. Ou seja, a ação humana é sempre original, quer seja por questões como espaço e tempo, quer seja por questões neurológicas, quer seja por razões entrópicas, etc. Portanto, quando falo de igualdades, ou de similaridades, não estou falando de cópias. Nesta pesquisa, nenhum sujeito jamais poderia fazer, com seus gestos, uma cópia dos gestos de S_m. Posso falar apenas de semelhanças, ou de igualdades, relativizando o termo. Quero dizer com isso que qualquer sujeito tem os mesmos recursos básicos que S_m para realizar o gesto apresentado, com a mesma eficácia, a mesma estética, a mesma organização, fazendo-o de forma tão semelhante a S_m, que se confundiria com este. Mas não é o que fizeram, no entanto.

S_m realiza movimentos com a cabeça, com os braços e pernas, o tronco e o quadril (as categorias aqui consideradas), tensionando e relaxando seus músculos, realizando rotações, flexões, extensões, hiperextensões, abduções, aduções e circunduções. De certa maneira, é isso que também fazem todos os demais sujeitos. Teoricamente, os recursos de S_m são os mesmos recursos teóricos dos treze sujeitos do grupo.

Verificando a conduta motora de S_m e compreendendo minimamente a técnica de jogar capoeira, qualquer pessoa diria que se trata de movimentos bem feitos, bem executados. Ou seja, que S_m tem uma boa técnica para executar o A-U. Parece-me que S_m conseguiu "limpar" o movimento, de tão fluido, harmônico, eficiente, rítmico, equilibrado que parece ser. Como se ele tivesse conseguido ordenar seguidamente os diversos movimentos necessários para compor tal gesto, até chegar a uma ordem final que passa exatamente essa idéia: uma idéia de ordem. Tenho a sensação, ao ver sua execução, de que os movimentos do A-U foram assimilados de tal maneira por ele que já o integram sem qualquer artificialismo. Quando ele executa o gesto aqui descrito, descreve sua personalidade, a sua história de vida, sua individualidade, sua ideologia.

Os demais sujeitos, de modo geral, passam-nos uma idéia diferente. Não transpiram a idéia de ordem, no gesto aqui considerado, como o faz S_m. Seus movimentos são ainda um tanto caóticos, como se fizessem enorme esforço para acompanhar o sujeito. O que esses movimentos contam de cada sujeito é ainda a dificuldade de realizá-lo, é a dificuldade de articulação dos diversos segmentos, a incongruência das tensões e relaxamentos. No entanto, contam, sem dúvida alguma, aspectos fundamentais da história de cada sujeito, de sua personalidade, de sua individualidade, de sua ideologia. Descrevem existências feitas, não só de harmonia, mas de tropeços, desequilíbrios, fragilidades; existências feitas também de inseguranças, medos, desconhecimentos. Como S_m também os tem, mas não exatamente em relação ao gesto dado. Se S_m contém as inseguranças que acometem todo ser humano, não é no momento em que realiza o A-U que as descreve. Durante o A-U, o que ele descreve é a segurança, a decisão, a ordem, a harmonia, e assim por diante. Resta saber se cada gesto bem coordenado, bem harmonizado, descreve exclusivamente seus equilíbrios. Onde ficam então as fragilidades, as inconsistências, os desequilíbrios? Quando o sujeito se inicia em alguma prática motora, tem-se a impressão de que seus movimentos traduzem esses estados desequilibrados. Mas, quando o sujeito aprimora sua técnica, não são esses desequilíbrios que os movimentos revelam. O que ocorre? Ou a melhora geral das coordenações motoras altera para mais os estados de equilíbrio, ou então uma coisa nada tem a ver com a outra. Nessa primeira hipótese, a coordenação melhorada também alteraria o estado geral de equilíbrio. Se essa primeira hipótese tivesse alguma confirmação, seríamos obrigados a concordar com o fato de que, para compor um estado de equilíbrio sempre crescente, a melhora das coordenações da ação seria útil. Resumindo, estou querendo dizer que essa organização crescente que redunda num gesto como o apresentado por S_m pode não ser uma mera descritora de estados de equilíbrio, mas, igualmente, um co-autora da equilibração.

No entanto, em favor da segunda hipótese, temos que considerar que o iniciante em uma determinada prática motora vive, em suas diversas dimensões, estados tanto de equilíbrio quanto de desequilíbrio. Por menos técnicos que sejam seus gestos ao início, não só os desequilíbrios apareceriam, mas também os equilíbrios.

Não se pode chegar ainda a conclusões a respeito dessas hipóteses. Os dados obtidos das descrições a respeito da motricidade são insuficientes. No entanto, podemos adiantar a hipótese de que, qualquer que seja o gesto, mais ou menos técnico em relação ao gesto realizado, ele constituirá sempre o discurso do sujeito, provavelmente o mais fiel que ele poderá fazer de si mesmo. E que, em relação à prática realizada, o equilíbrio, a boa coordenação apresentada, tem a ver com o estado geral de equilíbrio, porém em relação ao contexto que dá significado ao gesto. Retirados de seu contexto, os elementos que podemos inventariar como componentes de um estado geral de equilíbrio (emoções, raciocínios, relações...) perdem completamente o sentido. Não se pode dizer

114

de um indivíduo que possui um estado de equilíbrio físico, emocional, intelectual, etc., que se aplique a todas as situações. Ser equilibrado para dar uma cambalhota ou dar um chute a gol não necessariamente se aplica a contextos diferentes, mesmo admitindo que, de algum modo, sempre haverá ligações entre uma situação e outra.

A tarefa dos treze sujeitos aqui analisados seria, portanto, a de colocar em ordem seus movimentos, tanto quanto S_m o fez, coordenando suas tensões e relaxamentos de forma a articular os diversos segmentos exatamente como o modelo apresentado. Uma idéia como essa, por mais absurda que possa parecer, é o modelo do sistema escolar, em qualquer disciplina. Em Matemática, todos devem "raciocinar" de acordo com um modelo escolar. Dois mais dois deve ser sempre quatro, não importa qual tenha sido o processo utilizado para se chegar à solução. Às vezes o processo de raciocínio pode indicar que o resultado seja cinco, por exemplo, e não quatro. O raciocínio lógico, ainda se estruturando, terá dificuldades naturais de juntar objetos de uma mesma classe que estavam separados. Além das dificuldades de compreensão do que seja classe, conjunto, série, etc. E alguma criança sempre poderá dizer que o resultado dessa soma é quatro simplesmente porque a convenceram disso. Em Educação Física ou em Ciências, o quadro não é diferente. Quando se trata de ações humanas, podemos, ou reduzi-las a um simplismo estéril, que a nada leva, ou considerá-las na amplitude da complexidade que ela encerra, assumindo a dramática tarefa humana da compreensão.

Como pudemos observar nas descrições e análises, todos os sujeitos conseguiram realizar suas ações. Não o fizeram, porém, na ordem estabelecida por S_m. O que constitui, para mim, prova de inteligência. Se o fizessem, não haveria prova mais contundente de inteligência que da forma como o fizeram. Foi-lhes pedido que realizassem gestos como o que viram S_m fazer. Do ponto de vista da aprendizagem, da materialidade do gesto, sem dúvida alguma o gesto de cada sujeito é diferente do de S_m. Havia, porém, um esquema de ação assimilado pelos catorze sujeitos (incluindo S_m), que se manteve ao longo de todas as ações. Esse esquema, que não se pode ver, é o que o sujeito assimila. O esquema é invisível aos sentidos. Na sua materialidade, entretanto, o que o sujeito aprendeu, é aquilo que é particularmente seu, aquilo que o transforma e que transforma o modelo apresentado. No sentido piagetiano, o gesto visível é o aspecto de acomodação da ação realizada. Todos os sujeitos possuem os poderes teóricos de S_m, mas a realização prática desses poderes (de flexionar, de estender, etc.) foi feita a seu feitio, e, parece, essa é a única regra que vale na resolução do Tangran humano.

b) as tarefas dos jogadores

O Tangran humano, de uma certa maneira, repete o quebra-cabeça chinês. O jogador do Tangran torna-se hábil em realizar suas construções à medida que pratica o jogo. Não é comum que consiga coordenar as peças com facilidade desde quando principiante. É necessário que se torne um excelente conhecedor de cada peça e de suas possibilidades de articulação no conjunto do jogo. Ao mesmo tempo, precisa tornar-se exímio conhecedor do conjunto que integra todas as peças. Além do mais, não basta conhecer bem cada parte: é preciso conhecer profundamente as possíveis articulações entre as partes. Sem contar que, desde o início do jogo, tem que conhecer o todo que lhe serve de guia, de fundo, de objetivo, conhecendo-o, cada vez melhor, à medida que joga. Tomado por esse ângulo, o todo não é igual à soma das partes. É mais que isso. O todo que o sujeito assimila e conserva durante sua prática é o esquema que subjaz à ação de S_m e que também está presente na ação dos sujeitos. Esse é o todo que orienta as ações e que lhes confere identidade, isto é, que dá a cada um a cara do todo. O Tangran chinês é apenas uma representação do esquema que cada sujeito assimila, ou seja, uma representação aproximada daquilo que, em toda ação, não se vê.

Nessa perpectiva, quando descrevo o quebra-cabeça oriental, é como se descrevesse o Tangran humano. O primeiro problema que se apresenta aos praticantes neste estudo (e aqui analisamos treze deles) é o de conhecer o todo, o conjunto, o sistema onde terá que organizar sua ação, o sistema do qual ele toma parte. Esse sistema, se já estava organizado pelo modelo (S_m), não o estava em cada sujeito. A partir do momento em que cada sujeito vê o modelo a ser seguido, integra o modelo e a si mesmo em um sistema maior, de forma que, tanto o modelo, como todos os sujeitos, formam, cada qual, um subsistema, e, todos juntos, um sistema maior que os integra.

Nesta pesquisa, propositalmente escolhi um movimento que era, ou pouco conhecido, ou nada conhecido dos sujeitos. O segundo problema que teria que ser resolvido por eles era o de conhecer cada peça, isto é, o de conhecer seus segmentos corporais. Ora, todas as pessoas são, de alguma forma, conscientes corporalmente, isto é, conscientes de si próprias, mas isso não quer dizer que a extensão de sua consciência seja suficiente para dar conta das inúmeras questões dessa ordem que se apresentam. Não estou discutindo se os sujeitos possuem ou não consciência corporal, mas, sim, a extensão dessa consciência. Seguramente, neste caso, a extensão dessa consciência não era de nível suficiente para preencher as necessidades exigidas pela tarefa dada. Ou seja, se o sujeito, a exemplo do jogador do Tangran oriental, não conhece muito bem as peças de seu quebra-cabeça, é porque não conhece bem ainda a si mesmo.

Vale ressaltar que, quando falo de um movimento que é pouco ou nada conhecido dos sujeitos, isso não se coaduna muito bem com a realidade prática. A Capoeira, como a Ginástica Artística, fazem parte de nosso patrimônio cultural, de forma que as crianças, nem que seja pelo cinema ou pela televisão, volta e meia têm algum contato com uma delas. E, se não tiveram, muitos dos movimentos que compõem o A-U são familiares a muitos movimentos que compõem outros gestos. Nada do que a criança se propõe a fazer é totalmente desconhecido dela. Sabemos um pouco sobre todas as coisas, porque todas são familiares.

c) o terceiro problema

Ainda há um terceiro problema, que é o de conhecer o conjunto que essas peças integram, que é o mesmo que dizer o corpo por inteiro, o corpo integrado. Não sei qual a tarefa mais complexa: se a de conhecer bem cada peça, condição indispensável para resolver o Tangran, ou a de conhecer o conjunto que as integra. Vale dizer, é necessário para coordenar bem as ações corporais perceber-se como um corpo, um corpo que integra um conjunto de segmentos, que devem ser, ao mesmo tempo, independentes, interdependentes, solidários e dependentes do conjunto maior que é o corpo. E, já que falamos em consciência corporal, valem, para o processo de tomada de consciência do corpo, os mesmos processos de tomada de consciência de qualquer objeto. Em relação à tomada de consciência de si mesmo, o sujeito que constrói o objeto, no diálogo com ele, constrói a si mesmo construindo o objeto que também é ele. Mas o que fica, o que ele compreende, é sua construção. Não são os espelhos, as opiniões alheias, as sensações visuais ou táteis que lhe dirão quem ele é exatamente. O sujeito só se saberá daquilo que resultar das produções que incluem todas as informações que acabo de descrever. O sujeito é a sua construção. O sujeito é aquilo que pode construir no diálogo consigo mesmo.

Resolver o Tangran humano não é uma tarefa simples. É uma tarefa de toda a vida. Realizei um corte, colhi um instantâneo da vida para discutir o quebra-cabeça humano. Poderia ter sido qualquer outra ação. Analiso um breve momento de uma construção sem fim. Não é à toa que não há qualquer sujeito que realize seu gesto a ponto de confundi-lo com o do modelo apresentado. Não há uma solução que surja de repente, ao acaso das tentativas e erros. Cada solução será construída arduamente, à medida que as habilidades de mover cada segmento se desenvolvam, à medida que a habilidade de integrar cada segmento do sistema proposto se desenvolva, à medida que a habilidade de perceber como se integra entre si cada segmento se desenvolva, à medida, enfim, que a consciência ampliada possa orientar esse imenso e complexo trabalho de coordenação.

Ainda as igualdades e diferenças

Andei percorrendo dois caminhos de raciocínio. De um lado, poderia ter procurado aumentar as igualdades dos sujeitos com S_m, treinando-os para realizar os gestos com melhor desempenho técnico. De outro, poderia ter procurado aumentar as diferenças descrevendo com mais detalhes cada gesto. De forma que o diferente se tornasse cada vez mais igual e que o igual se tornasse cada vez mais diferente.

Todos os sujeitos, de S_m a S_{13}, tinham os mesmos recursos de realização à partida, para proceder na conduta motora aqui descrita, ou seja, a Estrela ou o A-U. Mas adianto o que discutirei mais adiante: esses recursos são oriundos da condição própria da partida, isto é, de não saberem ainda realizar o gesto. Os sujeitos tinham os mesmos recursos, mas não os mesmos possíveis, pois, se os recursos referem-se a condições anatômicas e fisiológicas, por exemplo, condições não adquiridas, mas inatas (se é que se pode arriscar a dizer que uma flexão ou extensão são condições inatas), os modos, os procedimentos para utilizá-las não estão todos predeterminados. Apesar de possuírem já, graças às experiências vividas anteriormente, muitos possíveis para se aventurarem na ação sugerida, é justamente no momento em que empreendem suas primeiras tentativas que construirão os possíveis com os quais poderão dar conta de realizar a ação. Aposto, neste ponto, no que disse Piaget a respeito da construção dos possíveis, em oposição ao inatismo e ao empirismo (1985). Por outro lado, tanto os primeiros sucessos, como os fracassos iniciais de cada sujeito, são impulsos para que construam os possíveis que engendrarão os caminhos rumo à realização.

> "Disso resulta que, para atingir novos possíveis, não é suficiente imaginar processos que visam a um objetivo qualquer (com otimização ou redução a uma busca de variações): resta a compensar essa forma efetiva ou virtual de perturbação que é a resistência do real quando concebido como 'pseudonecessário'. Um tal mecanismo provoca, aliás, esse efeito suplementar de impelir o sujeito, no momento em que conseguiu vencer um obstáculo num ponto particular, a concluir através de uma inferência quase evidente que, se uma variação é possível, outras o são também, a começar pelas mais parecidas ou pelas de sentido contrário." (Piaget, 1985, p. 10.)

Todos poderiam, como já afirmei, tensionar ou relaxar seus músculos. Como poderiam realizar flexões, circunduções, etc., dependendo das classificações que este ou aquele autor da cinesiologia fizer. Os sujeitos poderiam mobilizar cada um dos sete segmentos corporais aqui considerados: cabeça, braços, pernas, quadril e tronco. Claro que os recursos de movimentação se ampliam se consideradas as múltiplas possibilidades internas de cada movimento. A mão, para tomar apenas um exemplo, possibilita uma imensa gama de variações motoras que, de longe, escapa a qualquer análise precisa, dadas as limitações de qualquer observação atual.

Mesmo tendo todos os sujeitos os mesmos recursos à partida, não realizaram o mesmo gesto. Cai-se na teoria já desenvolvida aqui com relação à habilidade de chutar a gol: fazem o mesmo gesto, mas fazem-no diferentemente. A igualdade denuncia a diferença, e a diferença nos surpreende apresentando a igualdade. As peças do quebra-cabeça de S_1, de S_2, etc. são as mesmas de S_m, mas os sujeitos as encaixam no quebra-cabeça, ora de forma semelhante (é o que julgamos ver), ora de forma diferente.

Se tantas possibilidades vão se abrindo para cada sujeito, cada um deles as usa a seu modo. Com tantos modos possíveis, o possível de cada sujeito, o possível motor, é limitado pelas circunstâncias. O possível de cada sujeito é um possível num dado instante, melhor dizendo, um possível de possíveis limitados. Ou, como diria Piaget, são possíveis subordinados a uma lei necessária, ou possíveis dedutíveis (1985). A prática é limitada pelas circunstâncias, como um lançamento de dados é limitado por suas seis faces. Sem dúvida, cada novo possível engendrado pelos acertos ou erros do sujeito cria novos possíveis e, nesse sentido, podemos falar em co-possíveis concretos e até abstratos, ilimitados na sua composição (1985), mas, dadas as limitações da situação, quando o sujeito tem que se circunscrever às necessidades criadas (reproduzir um modelo), os possíveis criados são criados em função das necessidades sentidas, tornando-se prisioneiros do sistema que integram. Mas de um sistema que também pode libertá-los, pois o jogo de dados humanos constrói novas faces a cada novo lançamento.

Aprender não aprendendo

Julgo que convém refletir, neste ponto, sobre o paradoxo levantado por Jacques Mehler (1978), segundo o qual, quanto mais se aprende, menos se pode aprender. Pelo que observei neste experimento, quanto mais os sujeitos treinassem o gesto, mais poderiam se assemelhar a S_m. No entanto, quanto mais o fizessem, mais se especializariam nos movimentos envolvidos na conduta motora em causa, isto é, mais solidificariam seu próprio modo de realizá-lo.

Por um lado, temos as afirmações de Piaget sobre a construção dos possíveis como um processo que se opõe às idéias da formação inata dos conhecimentos. Para Piaget, antes que uma ação ou idéia se realizem, o sujeito faz uma espécie de transformação daquilo que deve ser feito em todas as coisas que podem ser realizadas. E aí, sim, pode escolher entre os possíveis construídos aquele que se materializará na ação necessária (1985). Isso significa que, para preencher as lacunas sentidas, ou animado por vencer resistências no objeto, o sujeito constrói possíveis que, por sua vez, engendram novos possíveis, num processo de abertura, podemos dizer, ilimitado.

Por outro lado, quanto mais se especializassem, quanto mais se assemelhassem com os movimentos de S_m, menos os sujeitos poderiam chegar a ser iguais a S_m. À medida que, pelas repetições sucessivas, o sujeito for aperfeiçoando seus gestos, tentando reproduzir os do modelo, mais se especializará em seus próprios gestos, mais cristalizará uma aprendizagem, a qual, nos aspectos que diferirem desse modelo, cada vez menos poderão a eles se assemelhar daí para a frente. O que, dessa maneira, define um modo próprio de cada sujeito, um estilo, uma representação, um objeto, ou, usando um conceito de Piaget (1985), um esquema representativo (o objeto construído pelo sujeito; aquilo que pode ser destacado da realidade). Um modo de realização que jamais será igual ao de ninguém. O sujeito, extremamente vulnerável às construções e transformações no início, terá, em cada movimento especializado, menos flexibilidade para fazê-lo.

Em hipótese alguma isso quer dizer que se empobrece o potencial de novas construções. Num certo sentido, é isso mesmo o que ocorre, mas, num outro, que é o das combinações, esse potencial continua aberto. Os movimentos aprendidos, por mais especializados que sejam, sempre poderão ser combinados com outros, especializados ou não, permitindo inúmeras novas construções.

Voltando novamente a Jacques Mehler, para ele, o crescimento é uma perda sucessiva das capacidades inatas (1978). Mehler tem razão, mas, se por um lado, a especialização do gesto, do pensamento, ou do que quer que seja implica perda de capacidades, por outro, a aprendizagem amplia os possíveis, pela combinação que engendra.

Já tive ocasião de comentar que o investimento humano no conhecimento (motor, racional, social, etc.) não se dá à custa de um feixe ilimitado de capacidade. Tanto quanto as sinfonias não se fazem com fontes inesgotáveis de notas musicais. Bastam apenas sete, e suas combinações. Ora, no caso do conhecimento, sendo a tese de Mehler brilhante e muito sedutora, vejo que quem decifra o enigma é mesmo Piaget. E sirvo-me de exemplos para demonstrar sua orientação.

Ao nascer — estou me repetindo —, a criança possui uma enorme capacidade de construir esquemas motores, graças ao fato de que sua motricidade é caótica. Não atribuo essa capacidade a inumeráveis movimentos constituídos, mas à característica humana de não ter quase especialização nenhuma ao nascimento. A desordem motora humana, contrariamente à dos outros animais, é sua mais rica fonte de construções. Tendo pouca ordem ao nascer, muita ordem se poderá constituir, chegando, no homem, a organizações de extrema complexidade (música, pintura, esportes, dança, etc.). Ora, não é difícil deduzir que, à medida que vai aprendendo, portanto, colocando ordem no caos inicial, a criança vai tendo menos capacidades para ordenar, vai tendo menos gestos desordenados para pôr em ordem. No entanto, e é aí que entra Piaget, é justamente o gesto aprendido que se torna um possível capaz de engendrar novos possíveis por combinações. Não é necessário que existam tantos possíveis ordenados à partida para que se forme um número ilimitado de novos possíveis. Já afirmei: bastam as tensões, os relaxamentos, e os segmentos móveis do corpo, que enumerei como sete. A partir daí, tudo é possível, sendo o possível aquilo que antecede a ação, porque nenhuma ação pode ser realizada se não for antecedida por um conjunto de possibilidades, a partir da qual o sujeito pode escolher a mais adequada.

Portanto, como afirmou Mehler, ir perdendo a capacidade de aprender é, na verdade, condição necessária para aprender mais. Como se o sujeito, quanto mais "queimasse" suas capacidades inatas, mais aprendesse a combinar as novas capacidades constituídas. O que se perde em capacidade se ganharia em complexidade.

Mehler se preocupa com o mais; Piaget com o melhor. Aquilo que é o fim da linha para alguns pesquisadores, isto é, a perda progressiva da capacidade de aprender, para Piaget é um novo ponto de abertura. Mesmo que Piaget estivesse o tempo todo preocupado com a estrutura da ação, e não com sua materialidade, permito-me chamar a atenção para o fato de que também as habilidades motoras, na medida em que possam se combinar entre si, tornam os possíveis aparentemente ilimitados. Quanto mais hábil se torna o sujeito em alguma prática, menos hábil poderia se tornar em outras, parece. Mas, se isso funcionasse realmente assim, no final de tudo, ele saberia apenas uma habilidade. E isso não acontece, pois cada nova habilidade é uma abertura para novos possíveis. O que falta, então, é conseguirmos estabelecer uma combinação, quando falamos de novos possíveis, entre o número disponível e a qualidade disponível. O menos da aprendizagem material da criança, tornando-se o melhor, aumenta os poderes de escolha, compensando a perda comentada por Jacques Mehler. O sujeito que, antecedendo uma ação, possui maior número de possíveis terá mais probabilidade de escolher o melhor. Se por um lado, aparentemente, uma conduta motora nova aprendida por uma criança pode significar uma especialização que queimou um potencial de aprendizagem, por outro lado, essa aprendizagem torna-se abertura para novos possíveis, isto é, possibilidades de novas combinações com outras aprendizagens realizadas. Não importa se o sujeito pode aprender mais; o que importa é que ele poderá aprender melhor. O mais é extremamente finito no ser humano. Pensemos no homem que vai envelhecendo e perdendo suas habilidades motoras. Pensemos num dançarino adulto querendo aprender habilidades desportivas que nunca praticou. No entanto, o universo da dança ainda está aberto para ele, não no sentido de um sem-número de novos passos, mas no sentido de passos melhores, mais conscientes, melhor desfrutados. Nossos olhos se alegrarão bem mais com seus melhores passos que com seus tropeços em novas habilidades, da mesma forma como seu sentido estético irá se preenchendo a cada passo melhor elaborado.

O sentido humano do conhecimento, portanto, não é apenas um aprender cada vez mais. Para o humano, aprender cada vez menos é o seu aprender cada vez mais.

Voltando à nossa pesquisa, no início da aprendizagem do gesto da Capoeira, quando apareciam mais diferenças, o próprio fato de estarem começando a aprender o A-U implicava uma plasticidade implícita na condição de não saber fazer. No início, as diferenças são mais freqüentes; durante a aprendizagem elas se tornam menos freqüentes, mas mais marcadas. Pouco a pouco, prosseguindo na aprendizagem, logo os sujeitos se assemelhariam mais com o modelo tangraniano de S_m na aparência geral, como pudemos observar em outras cenas de aulas mais adiantadas (não analisadas aqui). Porém, quanto mais aprendido o gesto, mais especializado e menos plástico se tornava; portanto, menos transformável. Ou seja, aqueles movimentos que não se tornaram muito semelhantes aos de S_m menos possibilidades teriam, a partir daí, de o serem. No entanto, se vão perdendo em capacidade de se tornarem semelhantes a S_m, os sujeitos não perdem, por isso, capacidade de se tornarem hábeis no gesto, não mais por copiarem S_m, mas por desenvolverem o seu próprio modo de utilizar as habilidades. Portanto, cada sujeito poderá chegar a um alto nível de desenvolvimento de habilidades, mas cada sujeito terá que marcar seu próprio jeito de ser nas expressões corporais que revelar.

Finalmente quero dizer com tudo isso que resolver definitivamente o quebra-cabeça significa não poder mais resolvê-lo. Um problema resolvido não constitui mais problema. Ao seu jeito, à medida que o sujeito vai resolvendo seu Tangran, deixará de poder resolvê-lo. Terá, ao fim do processo, bem menos capacidade de se tornar semelhante ao modelo apresentado que ao início.

A especialidade não aprende. As soluções tangranianas, das crianças em particular, nunca deveriam ser definitivas, mas apenas provisórias. O não aprender é benéfico para a aprendizagem. O sujeito que aprende perde capacidades, mas ganha em novos possíveis e complexidade.

Um problema irresolvível

À primeira vista, poderia nos parecer que a prova de que a conduta motora é inteligente é sua aproximação ao modelo S_m, isto é, sua capacidade de constituir o gesto com muita semelhança ao modelo. Creio que isso, sem dúvida, é prova de um inteligível incontestável no corpo, pela coerência com que os movimentos são organizados em função de um objetivo. No entanto, é bom analisar o outro lado, o das diferenças. Pareceu-me que a atividade corporal foi sensível o suficiente para não ser igual a S_m. Ou seja, os sujeitos não foram nunca exatamente iguais a S_m, não porque eram incapazes de reproduzir seus gestos, mas por "saberem" que não poderiam resolver nada do quebra-cabeça que lhes foi apresentado se não respeitassem suas impossibilidades momentâneas. Isso quer dizer que, para cada sujeito, havia uma solução diferente, dadas as inúmeras condições vividas por eles. Sendo tantas as necessidades de soluções, como a mesma solução poderia ser útil a todos? Portanto, ser diferente de S_m e de todos os demais era, para cada sujeito, prova de inteligência.

A menos que o corpo só fizesse obedecer às ordens de uma mente superior a ele, que outra explicação se poderia dar à conduta do sensível, o corpo, senão a de que se conduz inteligentemente? Mas, se não existir uma mente superior ao corpo, e isso é uma hipótese, essa mente está impregnada no corpo, e então é ela, nele, que participa de toda a solução do problema. E o cérebro? Ora, o cérebro há muito que ganhou *status* de corpo, sem dúvida numa condição mais relevante, mais nobre que o fígado ou o intestino, mas, há muito que foi classificado pela ciência como corpo. Não seria ele o especialista nas construções aqui descritas? Possivelmente teria um papel fundamental, mas preferimos dizer que, comparativamente a mãos, pernas, cabeças, quadril, etc., tão ativos, tão presentes em todas as descrições, não é melhor, nem pior que eles, apenas diferente, e profundamente dependente de tudo o mais que compõe o sistema que ele também integra.

O fato mais surpreendente, apesar de banal e cotidiano, das ações aqui descritas é a extrema precisão com que o corpo se conduz, sendo semelhante quando é necessário ser semelhante, e sendo diferente quando é isso que se faz necessário. O que talvez se leve ainda muito tempo para compreender é que, mais que tudo isso, ele consegue ser ao mesmo tempo semelhante e diferente. Acredito ser prova de inteligência não reproduzir o modelo tangraniano de S_m. Acredito que o quebra-cabeça oriental é apenas uma representação simbólica de nosso desejo de chegar a um resultado perfeito, uma reprodução exata, impossível na realidade. E que o verdadeiro Tangran é o que acabamos de ver, o qual, como todos os problemas humanos, nunca é finalizado.

A ordem e a desordem nas condutas motoras*.

A ordem que reinou soberana até as novas descobertas da termodinâmica ou da física quântica ainda é a ordem que reina quase sem contestações em várias das nossas mais bem preservadas instituições. Um universo imutável, submetido a leis rígidas e mecânicas, como se comandado por um Deus relojoeiro, observado por um demônio neutro que tudo vê do passado ou do futuro, é o universo onde ainda repousam, imutáveis, nossas instituições. Ignoram o que tem ocorrido ultimamente na Física, na Química, na Antropologia ou na Sociologia. A ciência, naquilo que tem de mais atual, esbarra nas defesas institucionais. Os soldados continuam marchando como se as próximas guerras não fossem de botões; os fiéis continuam orando como se Deus fosse um relojoeiro; as crianças são mantidas imóveis enquanto "aprendem", porque o corpo que se movimenta não tem nada a ver com a mente que raciocina. A ordem das escolas e dos quartéis é a mesma daquele demônio de Maxwell: não contém, ela mesma, a desordem que pode desestabilizá-la. Não contempla a dispersão, a degradação, a indeterminação, o caos. É a ordem imutável, serena, racional, absoluta. A desordem é ignorada no espaço da ordem. Uma não convive jamais com a outra.

* Com René Brenzikofer e Ricardo Machado Leite de Barros.

Conforme as questões levantadas por Morin em *O Método*, "... a ordem e a organização são inconcebíveis sem interações". Porém, quanto mais se constituem, mais se tornam complexas e mais contêm, em si, a própria desordem. A ordem é um subtração momentânea à desordem; é uma estabilidade provisória que se constrói nas interações da própria desordem. Um jogo que as instituições dedicadas à formação das pessoas para viverem em sociedade teimam em ignorar.

Portanto, é sobre a ordem e a desordem simultâneas de todos os sistemas que pretendo discorrer. Em oposição àquela ordem ou àquela desordem isoladas uma da outra que as instituições ainda insistem em nos impingir.

Este estudo surgiu das observações que realizei nas filmagens das atividades das crianças que participavam da Escolinha de Esportes da Unicamp. Chamou-me a atenção verificar uma brincadeira em que as crianças, aparentemente em desordem, realizavam com muito bom desempenho. Tratava-se de uma variação da brincadeira de pular corda, chamada "zerinho". Nessa atividade, as crianças correm ao encontro de uma corda e procuram passar correndo sob ela, quando "batida" por duas outras pessoas. Essas pessoas batem corda como se as crianças fossem brincar de pular corda, e as crianças, em vez de fazê-lo, passam correndo sob ela, procurando não se deixar tocar pela corda. O que julguei que poderia ser pesquisado nessa atividade era se haveria ordem na situação de aparente desordem que víamos ocorrer. A brincadeira era realizada sem que os professores da Escolinha de Esportes determinassem a forma como as crianças deveriam se organizar para desenvolvê-la. Passar sob a corda não seguia uma técnica específica, uma ordem preestabelecida, uma disciplina determinada, e assim por diante. As crianças podiam fazê-lo como bem entendessem, sendo que: podiam não passar sob a corda se não quisessem, podiam passar em grupos grandes ou pequenos, podiam passar uma de cada vez, todas ao mesmo tempo, enfim com todas as formações possíveis. No entanto, notei, desde o início, que havia uma certa ordem particular dentro da desordem aparente, que permitia a realização da brincadeira.

Dado que o comportamento das crianças nessa brincadeira sugeria uma certa coerência interna ao grupo, apesar da aparente desordem, podia-se perguntar: *havia ordem nas condutas das crianças que realizavam o brinquedo aqui analisado? E, se havia ordem, de que tipo era, e como se constituía?*

Este estudo, bem menos que os dois anteriores, seguiu a orientação mais geral dos procedimentos de pesquisa qualitativa, na modalidade de análise de estrutura do fenômeno situado (Martins e Bicudo, 1989). A novidade em relação aos anteriores é que utilizei neste caso procedimentos da pesquisa quantitativa mais do que o fiz nos estudos sobre as Igualdades e as Diferenças, e o Tangran Humano. Dadas as dificulda-

124

des de descrever as condutas motoras, utilizei-me das análises estatísticas como forma de melhor situar o fenômeno. Creio que a quantificação, em certos casos, pode constituir um rico material para a análise qualitativa. Mesmo descaracterizando, em alguns momentos, a pesquisa qualitativa, julgo que essa foi uma forma de melhor descrever, na linguagem do pesquisador, o fenômeno.

Apenas me interessava compreender as leis internas que permitiam que as crianças do grupo realizassem a brincadeira, apesar da aparente desordem. Escolhi, como aspecto a ser analisado, as classes de passagens sob a corda no que se refere à quantidade de sujeitos que passavam correndo sob a corda em cada batida. Durante 35 batidas de corda podiam ocorrer 26 eventos diferentes, dos quais somente alguns deles ocorreram. Vinte e cinco sujeitos participaram da pesquisa.

De acordo com os procedimentos da pesquisa qualitativa na modalidade aqui adotada, foram realizadas descrições e interpretações, assim como reduções do fenômeno, tal como nas pesquisas anteriores. Porém, muitas das descrições foram de tabelas e gráficos, como se verá ao longo do texto. Na Tabela 7 temos as discriminações das unidades de significados, com uma descrição, na linguagem do pesquisador, das passagens dos sujeitos pela corda, enquanto nos gráficos que se seguem temos algumas análises quantitativas do conjunto da brincadeira. Essas análises quantitativas são seguidas de análises qualitativas.

A seguir, na Tabela 7, são apresentadas as descrições de todos os eventos, passagem por passagem. Essa tabela descreve tanto o conjunto de todas as passagens como intervalos sucessivos de 12, 12 e 11 passagens.

Se crianças fossem moedas

Crianças não são moedas e suas brincadeiras não são um simples jogo de "cara ou coroa". A complexidade das ações humanas tem sido exaustivamente discutida ao longo deste trabalho. A título de ilustração, porém, realizarei um breve comentário sobre as probabilidades e permutações em jogos de "cara ou coroa" e o jogo de passar correndo sob a corda, ou "zerinho", que as crianças realizaram.

Todas as vezes que uma moeda for lançada ao ar, ela cairá com apenas uma das faces voltadas para cima. Quanto à face visível após a queda existem, portanto, apenas duas possibilidades: ou "cara", ou "coroa". A probabilidade de ocorrência de uma ou de outra dessas possibilidades, no caso de apenas uma moeda, será sempre de metade para cada face, isto é, de 50%.

Suponhamos, no entanto, que a moeda utilizada nos ensaios apresente uma concavidade, por exemplo na face "cara", e uma correspondente convexidade na face oposta, isto é, "coroa". Dependendo do grau dessa concavidade, a probabilidade de obtermos "cara" em cada ensaio será maior ou menor, sempre menor, porém, que 50%.

Tabela 7 — DESCRIÇÃO DAS PASSAGENS DOS SUJEITOS SOB A CORDA

Ordem das passagens	Número de sujeitos	Ocorrências
1º intervalo		
1ª	1	0 = 2
2ª	2	
3ª	2	1 = 2
4ª	0	
5ª	2	2 = 8
6ª	2	
7ª	1	
8ª	0	
9ª	2	
10ª	2	
11ª	2	
12ª	2	
2º intervalo		
13ª	2	0 = 1
14ª	3	
15ª	1	1 = 2
16ª	3	
17ª	3	2 = 3
18ª	0	
19ª	3	3 = 5
20ª	1	
21ª	2	6 = 1
22ª	6	
23ª	3	
24ª	2	
3º intervalo		
25ª	0	0 = 1
26ª	4	
27ª	4	1 = 1
28ª	3	
29ª	1	2 = 1
30ª	4	
31ª	3	3 = 3
32ª	2	
33ª	3	4 = 4
34ª	5	
35ª	4	5 = 1

Nesta tabela temos, na coluna da esquerda, cada uma das passagens (de 1 a 35). Em seguida, as ocorrências em cada passagem: se não passou ninguém, se passou apenas um sujeito, se passaram dois sujeitos juntos, etc. À direita, a quantidade de cada tipo de ocorrências em cada terço da brincadeira.

O Gráfico I descreve, em quatro curvas teóricas de distribuição, situações hipotéticas em que as crianças da brincadeira analisada, em vez de passar correndo sob a corda, a cada batida lançam ao ar uma moeda côncava — em três casos —, e uma moeda plana — em um caso. Num dos casos, apostando em "cara", essa face era suficientemente côncava para determinar que, em cada dez lançamentos, somente um resultasse em "cara", isto é, de acordo com uma probabilidade de sucesso de 10%. No segundo caso, a probabilidade aumenta para 20%, pois a moeda era menos côncava. No terceiro caso, as crianças lançaram uma moeda plana, portanto, com uma probabilidade de sucesso de 50%. Finalmente, no quarto caso, com uma moeda tão côncava como no primeiro caso, em vez de apostarem em "cara", apostaram em "coroa".

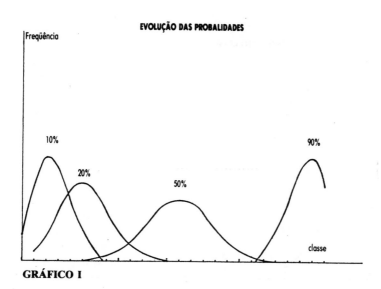

GRÁFICO I

Mas crianças não são moedas

Todos sabemos que crianças não são moedas, apesar de ser comum querermos que se comportem como tal. Sabemos também que a estatística não é um conjunto de fórmulas mágicas para desvendar os mistérios da natureza, apesar de ser excessivamente utilizada para dissimulá-los.

Acontece que, percebendo, na aparente desordem da brincadeira analisada, uma certa coerência no comportamento do grupo de 25 sujeitos, fomos buscar possíveis leis internas que explicassem essa coerência. Nesse sentido, recorremos aos procedimentos estatísticos como meio de orientação nesse universo de extrema complexidade, conseqüentemente, de incertezas, que são as condutas humanas.

Os eventos observados durante a brincadeira, descritos na Tabela 7 e no Gráfico II, colocam cada sujeito, a cada batida de corda, diante de duas possibilidades: ou o sujeito passava correndo sob a corda, ou não passava. Isto é, todo sujeito possuía 50% de possibilidades de passar sob a corda e 50% de não passar, em todas as batidas de corda (foram 35 no total). Consideramos que o mesmo sujeito poderia ter passado seguidamente em todas as batidas, ou melhor, o mesmo sujeito, sozinho ou junto com outros sujeitos poderia ter passado em todas as batidas. Passar sob a corda significava correr sob ela, independentemente de possíveis erros no meio do caminho, como esbarrar na corda, tropeçar, etc.

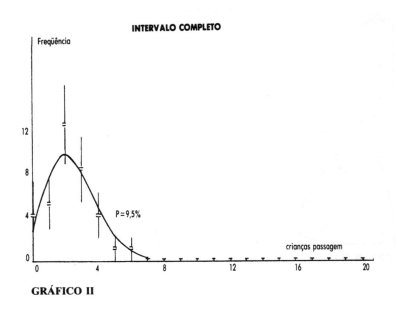

GRÁFICO II

Em princípio, portanto, as possibilidades teóricas de cada sujeito sendo da ordem de 50%, eram as mesmas que possui alguém que lança uma moeda ao ar. Seria como um jogo de "cara ou coroa" realizado por muitas pessoas, cada qual com uma moeda. Em todas as batidas de corda, todos lançavam suas moedas.

Sabendo, no entanto, que crianças não se comportam como moedas, pensei em como ocorreria o jogo de "cara ou coroa" se deformássemos as moedas. Talvez as crianças não se comportem como moedas planas, mas poderiam ter um comportamento que se aproximasse do de moedas côncavas. Restava determinar a concavidade das moedas, para que elas apresentassem, ao ser lançadas, um quadro semelhante ao da situação da brincadeira analisada. Busquei, em seguida, obter uma curva de probabilidade estatística (distribuição) que representasse o conjunto das oportunidades aproveitadas por cada um dos 25 sujeitos durante o conjunto da brincadeira. Tratando-se de um caso de distribuição binomial, apliquei (junto com os companheiros que realizaram comigo essa pesquisa) a seguinte equação:

$$P = n!p^x(1-p)^{(n-x)} / x!(n-x)$$
(1969, p. 30).

Onde P define a curva teórica, p a probabilidade atribuída para cada sujeito, x a passagem em que está ocorrendo o evento e n as 26 possibilidades que podem ocorrer durante a brincadeira.

Determinando uma probabilidade de aproveitamento de oportunidades de passar sob a corda, para cada sujeito, de 9,5% (p), no conjunto da brincadeira, encontramos a curva teórica mais próxima dos dados da pesquisa. Outras probabilidades foram consideradas para o conjunto, mas nenhuma que se aproximasse tanto dos dados como a de 9,5%.

No Gráfico II, que representa o intervalo completo da brincadeira, o eixo das abscissas descreve todas as classes possíveis de ocorrências durante as 35 batidas de corda. Isto é, se em cada batida passavam: nenhum sujeito, um apenas, dois sujeitos juntos, etc., até 25 sujeitos juntos. Portanto, um total de 26 classes possíveis de ocorrências. No eixo das ordenadas temos a descrição da freqüência das diversas classes de ocorrências. Ou seja, se cada uma delas ocorreu uma, duas, três... 35 vezes.

No mesmo Gráfico II temos a curva teórica mais próxima dos dados da pesquisa, isto é, aquela que expressa uma probabilidade de 9,5%.

Se as crianças fossem moedas, e moedas côncavas, teriam se comportado como a curva teórica. Mas como crianças não são moedas, os dados apenas se aproximaram da curva teórica. Inclusive, os dados obtidos são bastante incertos, dado o pequeno número de eventos. Por isso calculamos a incerteza dos dados, representando-a no Gráfico II pela barra vertical. Talvez com um maior número de eventos, os dados aqui apresentados ficassem mais próximos da curva teórica.

A face humana das moedas

Mesmo que me sirva de orientação para buscar algumas leis do comportamento das crianças, as moedas não são humanas, e as leis de probabilidades do "cara ou coroa" não podem ser aplicadas diretamente aos humanos. Na ação humana, nossa tarefa é compreender a incerteza, isto é, tudo aquilo que, numa situação como a que estamos estudando, não se comporte como moedas. Utilizando o recurso de criar uma concavidade na moeda, nós a "humanizamos". O humano é uma moeda deformada, uma moeda sensível e inteligente, cuja deformação varia a cada momento, como veremos mais adiante, quando estudarmos os Gráficos III, IV e V. Espero, portanto, que a estatística nos auxilie a compreender, não a exatidão do comportamento humano, mas a sua incerteza.

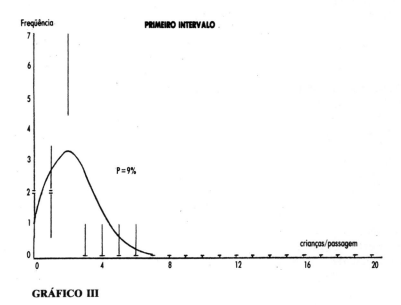

GRÁFICO III

Realizando uma analogia com os ensaios efetuados com moedas, é como se cada sujeito da pesquisa, a cada batida de corda, estivesse lançando moedas e apostando, por exemplo, em "cara". Pelos resultados obtidos no intervalo completo da brincadeira, a cada dez lançamentos, somente uma vez a moeda caiu com a face "cara" voltada para cima. Ou, na situação concreta, a cada batida de corda cada sujeito podia ou não passar correndo sob ela. Passar correndo sob a corda correspondia a ganhar o jogo por ter apostado em "cara". Não passar correspondia a "coroa", ou perda do jogo. Aproximadamente em nove, de 10 vezes, o sujeito perdia o jogo.

Criei um fator de constrangimento no jogo do "cara ou coroa": tornei uma das faces da moeda côncava e sua correspondente, convexa. Com isso houve um constrangimento sobre um dos resultados possíveis — "cara" —, favorecendo o outro — "coroa".

Na situação concreta da pesquisa, os sujeitos jogavam uma moeda côncava, apostando na face "cara". Perdiam, na maioria das vezes.

Assim como o constrangimento da face "cara" da moeda era sua concavidade, os sujeitos também sofriam a ação de diversos constrangimentos: pouca habilidade de passar sob a corda (percepção de espaço, de tempo, conhecimento dos objetos e de si mesmo, etc.), inibição face à atuação dos outros sujeitos, tamanho da corda, espaço da brincadeira, postura do professor, etc. Esses constrangimentos favoreciam a possibilidade de não passar sob a corda.

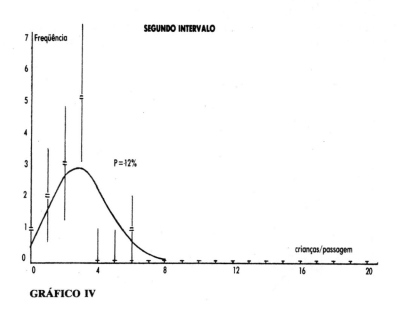

GRÁFICO IV

Conforme se pode observar no Gráfico II, os dados obtidos se sobrepõem à curva teórica, desde que consideradas as margens de incerteza; em alguns casos, como nas passagens de 1, 2 e 5 sujeitos juntos, quase fora da curva. Isso porque, enquanto a curva teórica representa comportamento de moedas, mesmo deformadas, os dados da pesquisa apontam semelhanças dentro de uma grande região de incerteza. O que é perfeitamente compreensível, pois trata-se de crianças e não de moedas, de moedas que se deformam a cada instante.

A constituição da ordem no tempo
Vimos no Gráfico II uma descrição geral do comportamento dos sujeitos ao longo de toda a brincadeira. Porém, o que estou analisando é um comportamento que se constitui historicamente, que evolui do começo ao fim, que sofre diversas transformações, que sofre abalos, cri-

ses, que apresenta uma dinâmica própria. Aparentemente tão simples, passa por modificações sucessivas e incessantes. Furtando-me a analisá-lo em toda a sua complexidade, considero apenas três partes desse todo, as quais, na sua totalidade, formam o intervalo completo. O primeiro intervalo considerado representa o espaço que vai da primeira à 12.ª batida; o segundo, da 13.ª à 24.ª batida; e o terceiro, da 25.ª à 35.ª batida de corda (cf. Tabela 7).

Aplicamos para o primeiro intervalo o mesmo cálculo de distribuição binomial utilizado para o intervalo geral. Determinando diversas probabilidades individuais para esse caso, encontramos como sendo a curva mais próxima dos dados obtidos a que representava uma probabilidade estatística de 9%.

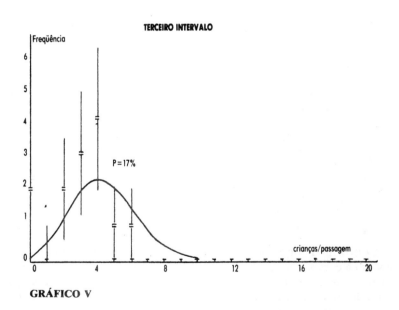

GRÁFICO V

Temos algumas peculiaridades nesse primeiro intervalo da brincadeira. Só tivemos passagens com: nenhum sujeito, um sujeito sozinho, dois sujeitos ao mesmo tempo. Outra peculiaridade: uma grande predominância de passagens em duplas.

O fato de encontrarmos dados coincidentes ou não com a curva teórica não quer dizer que as crianças se comportem ou não como moedas. Os dados práticos são incertos (daí as barras verticais de incerteza). O humano é incerto. Nosso espaço de discussão é exatamente a incerteza que sobra da estatística.

Sem dúvida alguma, os fatores de constrangimento que os sujeitos sofrem nesse primeiro intervalo da brincadeira são muito fortes. O aproveitamento de oportunidades de cada sujeito diante das batidas da corda (9%) é ainda menor que no conjunto da brincadeira (9,5%). Ou seja, a moeda com que jogavam "cara ou coroa" era mais côncava que nos demais intervalos, inclusive no conjunto. Porém, tão baixo aproveitamento de oportunidades constituía a ordem possível no início da brincadeira.

Há um constrangimento bastante claro nesse primeiro intervalo: como aproveitar maior número de oportunidades estando ainda no início da brincadeira, quando habilidades motoras e outros fatores de sucesso não estavam ainda suficientemente desenvolvidos para aquelas circunstâncias? Ora, o máximo aproveitamento no primeiro intervalo está expresso nas passagens em duplas; maior aproveitamento que isso apenas se os sujeitos conseguissem passar sob a corda em grupos de 3, de 4 ou mais. Não ter ocorrido significa que os sujeitos sofriam muitos constrangimentos nesse intervalo (a moeda estava muito côncava), mas não suficientes para impedir que passassem sob a corda (apenas dois casos sem nenhum sujeito).

Uma criança que se depara com uma situação como a que estamos descrevendo terá maior ou menor êxito de acordo com os fatores de constrangimento que se colocarem entre ela e os objetivos estabelecidos. Questões como medo, insegurança, velocidade, agilidade, timidez, iniciativa, etc. estarão presentes com maior ou menor intensidade. As habilidades necessárias para cumprir a tarefa proposta não se reduzem a ser mais ou menos rápido, mais ou menos ágil, enfim, não é um problema apenas de mover de um jeito ou de outro as pernas. Uma habilidade motora é um jogo complexo de fatores emocionais, culturais, sociais, biológicos e intelectuais. É o sujeito inteiro, é uma história de experiências de vida que passa sob a corda, e não apenas músculos e ossos. A maior habilidade demonstrada em tentativas ulteriores, após experienciar algumas vezes o brinquedo, indica que diminuíram os fatores de constrangimento, ou seja, que o sujeito se transformou por inteiro. Que ele obteve melhor êxito porque suplantou medos, inseguranças, porque correu com mais velocidade, porque desviou mais rapidamente o tronco, enfim, porque esses fatores todos interagiram para que ele se transformasse de acordo com as exigências da tarefa. A atividade motora transforma o sujeito por inteiro, e não apenas um pedaço pretensamente treinado. O resultado dessa transformação, no entanto, não pode ser precisado: se para melhor ou para pior. Se para uma pessoa crítica, se para uma pessoa indiferente; se para um sujeito consciente de suas próprias ações; se para um atleta adestrado. As propostas pedagógicas são políticas e, se as pessoas não estão simplesmente à mercê desses jogos políticos, seguramente estarão fortemente influenciadas por eles. Dado que a educação é sempre política, é bom que se posicione, do ponto de vista dos governos, das escolas, dos professores, dos alunos. Transformar para quê? Uma interrogação que deve preceder as práticas pedagógicas.

Se o objetivo de todos os sujeitos era realmente o de realizar a brincadeira, isto é, passar correndo sob a corda, a cada batida era sua pretensão fazê-lo (a cada lançamento da moeda gostariam que desse "cara"). Mas jogar com uma moeda deformada faz quem aposta no lado côncavo perder quase sempre.

Aplicando os cálculos de distribuição binomial para o segundo intervalo, encontramos, como curva teórica mais próxima dos dados experimentais, a que representava uma probabilidade, para cada sujeito, de 12% (cf. Gráfico IV).

Também esse intervalo da brincadeira, como não poderia deixar de ser, apresenta suas peculiaridades: somente uma passagem sem nenhum sujeito, duas passagens com apenas um sujeito, três passagens com dois sujeitos, cinco passagens com três sujeitos e uma passagem com seis sujeitos ao mesmo tempo.

Chama a atenção o aumento da diversidade de casos. Também chama a atenção a brusca queda da freqüência de passagens com dois sujeitos ao mesmo tempo (de oito para três). Há uma grande ocorrência de casos em que passam três sujeitos juntos sob a corda (cinco). Porém, o fato mais interessante parece mesmo ser o da predominância da classe de ocorrência, que se desloca do grupo de dois sujeitos no primeiro intervalo para o grupo de três sujeitos neste intervalo.

O que ocorreu é que nossa moeda tornou-se menos côncava, menos deformada. E os sujeitos que apostaram no "cara", a face côncava da moeda, ganharam mais vezes (12%).

A mudança na predominância da classe de ocorrências indica que os sujeitos puderam realizar melhor seu intento. Mas, para tanto, tiveram que aprender a constituir a ordem, eliminando alguns dos fatores de constrangimento que representam obstáculos à ordem. A realização integral do desejo de cumprir a tarefa colocada exigiria a maior ordem possível nessa situação, isto é, todos passando juntos ao mesmo tempo em todas as 35 passagens. Mas, como veremos adiante, o próprio crescimento da ordem acaba por constituir o fator de desordem gerador da crise que desestabiliza o sistema e acaba com a brincadeira.

O terceiro intervalo indica um crescimento da ordem. A concavidade da face "cara" e a correspondente convexidade da "coroa" diminuem. Os sujeitos tornam-se mais habilidosos ou menos inibidos, conseqüentemente, mais organizados. As ocorrências marcam uma mudança fundamental: a predominância, que era de grupos de três sujeitos no intervalo anterior, neste último intervalo é de grupos de quatro sujeitos (quatro casos). Foram apenas 11 passagens, o que torna essa freqüência muito significativa. Além disso, sendo o intervalo menor dos três, é aquele de maior diversidade (cf. Tabela 7).

A probabilidade estatística mais compatível com os dados da pesquisa nesse intervalo foi de 17% (cf. Gráfico V). Os sujeitos aproveitaram, nesse intervalo, quase o dobro de oportunidades de passar sob a corda em relação ao primeiro intervalo. E isso ocorreu claramente porque conseguiram seguir o único procedimento possível para vencer o seu "cara ou coroa": aumentar a organização interna do grupo, de modo a realizar cada passagem em maior número de sujeitos juntos.

O que se espera que suceda nessa brincadeira daí em diante? Que o grupo se organize melhor, que a ordem cresça sempre, e que as oportunidades sejam melhor aproveitadas? Quem sabe os sujeitos poderiam tornar suas moedas cada vez menos côncavas, até que ficassem planas, ou convexas, para o seu lado?

Como mostram a Tabela 7 e os gráficos sucessivos, nada disso aconteceu. Aliás, quanto a essa brincadeira, não aconteceu mais nada. A brincadeira simplesmente acabou. A ordem, que havia nascido da desordem inicial, continuou contendo a desordem. Ordem e desordem são faces de uma mesma moeda. Uma está na outra, uma nasce na outra, contendo-a. Na estabilidade momentânea que indica a idéia de ordem, fermenta o gérmen da desordem, que a desestabilizará. As circunstâncias específicas onde se localizava a brincadeira não acolheram as novas tentativas das crianças de prosseguir passando sob a corda em grupos maiores (de cinco, de seis, etc.). Seriam necessárias, talvez, maiores habilidades, maior maturidade, para que as realizações fossem de melhor nível. Isso não ocorrendo, a ordem não poderia crescer sempre, e o que se viu foi a desordem manifestar-se, acabando com a brincadeira.

Um único exemplo tomado, como o caso desta pesquisa, não permite prever as leis de comportamento dos sujeitos em outras realizações dessa mesma brincadeira, ou de quaisquer outras que as crianças possam realizar. Não se poderia prever o que ocorreria caso se repetisse o "zerinho" com outras crianças, ou até com as mesmas. Cada estudo poderia nos surpreender, mas não me surpreenderia nada que, em qualquer caso estudado, se verificasse, em meio à desordem inicial, uma constituição de ordem viabilizando as realizações, desde que houvesse motivos suficientemente fortes para isso.

O ponto de crise

Na 35ª passagem a brincadeira foi interrompida. Não foi uma decisão dos pesquisadores que fez com que ela terminasse. Como se pôde verificar durante as análises da evolução temporal da brincadeira, os grupos de sujeitos que passavam sob a corda eram cada vez mais numerosos. No primeiro intervalo a predominância foram os grupos de dois; no segundo intervalo, os grupos de três; e no terceiro intervalo, os grupos de quatro. Tudo levaria a crer que, evoluindo no tempo, a brincadeira conteria grupos cada vez mais numerosos, isto é, um nível de interação entre as crianças que lhes permitisse se organizar melhor em grupos. A habilidade de passar correndo sob a corda também aumentaria (poder de decisão, velocidade, agilidade, coragem, etc.). Dentro de algum tempo, teríamos predominâncias de grupos de cinco, de seis, etc., sendo que seria possível que passassem sob a corda até 25 sujeitos juntos. O tamanho da corda era suficiente para isso e, em outro momento da brincadeira, não descrito aqui, de fato aconteceu.

A interrupção da brincadeira foi espontânea. As crianças simplesmente pararam de passar porque, na 35ª passagem, houve tal confusão, com crianças batendo na corda, se atrapalhando umas às outras, que a corda não pôde mais ser batida. Os professores tiveram que parar a brincadeira para conversar com as crianças. Ao contrário, portanto, de ocorrerem passagens em grupos cada vez maiores, a brincadeira atingiu um ponto de crise em que não mais se poderia realizar a brincadeira. A desordem, que já estava contida na ordem, gerou desorganização, instabilidade. Portanto, a atuação dos sujeitos não evoluiu indefinidamente. Pelo contrário, seguiu uma tendência de evoluir em termos de organização de grupo até um certo ponto, a partir do qual, o próprio tipo de evolução seguido tornou-se o principal fator da crise.

A ordem e a desordem no espaço da brincadeira

O comportamento geral durante as 35 passagens é o resultado do comportamento que verificamos em cada um dos intervalos analisados separadamente aqui. O comportamento geral constitui a totalidade que integra inúmeros fatores, entre eles, as divisões em intervalos que estudamos. Longe de constituir uma simples somatória das partes, o todo constitui o conjunto que se mantém funcionando graças ao funcionamento particular de cada parte e graças às relações que as partes estabeleceram entre si.

A aparência mais geral da brincadeira, conforme nos mostram as filmagens, indicava uma certa confusão inicial entre as crianças. Estavam dispostas aparentemente ao acaso, em frente à corda, empurrando-se, mostrando disposição de passarem de qualquer jeito sob a corda, em todas as batidas. Enfim, a forma como se posicionavam para brincar indicava que a brincadeira não seria possível em meio a tal desordem.

O primeiro dado que nos chamou a atenção foi verificar que, em uma brincadeira que permitia que todos os sujeitos passassem de qualquer jeito e até todos ao mesmo tempo, de repente passava uma única criança, sem ser atrapalhada por nenhuma outra. Em seguida, passavam duas delas, inclusive uma que estava distante da outra no grupo, enquanto as demais, apesar de ameaçarem passar, não o faziam. Em outro momento passavam três, e assim por diante. Ou seja, que desordem poderia permitir que a brincadeira se desenvolvesse daquela forma? Que desordem poderia viabilizar a brincadeira como o verificamos? Pelo menos não poderia ser a mesma desordem que culturalmente consideramos, ou que a escola considera.

O fato decisivo é que a brincadeira se desenvolveu durante 35 passagens sem que a aparente desordem do grupo a inviabilizasse. E, ao fazer a leitura do Gráfico I, notamos que, uma vez que as crianças aproveitaram 9,5% das chances de passar sob a corda (cada criança), a brincadeira foi possível. A pergunta que fica é: por que não 5%, ou 25%, ou 50%? Ocorre que o sistema como um todo, dadas as circunstâncias em que transcorreu a situação, só poderia ter funcionado com essa probabilidade. Se cada criança resolvesse aproveitar 50% das chances de passar sob a corda, seria impossível qualquer realização. Portanto, mesmo que ninguém lhes tenha dito nada, elas só se decidiram por 9,5% das chances que tinham.

A ordem do grupo tem que ser buscada na sua evolução temporal. Imaginemos, desde o início da realização, cada criança tentando aproveitar uma porcentagem maior de chances, por exemplo, 20%. O que significa que passariam quatro a quatro, cinco a cinco ou seis a seis, por exemplo. Dificilmente, do jeito que estavam organizadas, isso seria possível. Supõe-se que, no início, fatores de constrangimento como falta de habilidade (dificuldades para coordenarem-se espacial e temporalmente, insuficiência de interações entre os próprios sujeitos, etc.) tornavam mais fáceis as decisões individuais que as coletivas, pelo menos daqueles sujeitos menos inábeis ao início. Poderíamos até esperar um maior número de passagens sem nenhum sujeito. A primeira surpresa é o pequeno número de passagens sem ninguém (apenas duas). A segunda surpresa é o enorme número de passagens em duplas. Isso indica uma tendência para trabalhar, não individualmente, mas em grupos. Sendo que o grupo possível, nesse primeiro terço, dados os diversos fatores de constrangimento, foi o grupo de dois sujeitos. A distribuição probabilística não poderia prever tal comportamento, mas essa foi a forma que as crianças encontraram de realizar coletivamente a brincadeira. Ainda mais: as duplas talvez se constituam com tanta facilidade porque, na cultura infantil de crianças entre sete e doze anos, como era o caso, a constituição em duplas aparece com muita freqüência.

Outra surpresa nos reservava a análise do terceiro intervalo da brincadeira. As crianças quase abandonam a organização em duplas para aumentar a freqüência das passagens em grupos de três. Talvez porque, tendo melhorado as coordenações espaço-temporais e enriquecido as interações sociais, passaram a experimentar uma organização social mais ampla e complexa. A organização social passou do grupo pequeno para grupos maiores, tanto que temos um caso de passagem de seis sujeitos ao mesmo tempo.

A surpresa do terceiro terço da brincadeira ficou por conta do prosseguimento da evolução em termos de organização coletiva. A predominância foi do grupo de quatro sujeitos. Os grupos de três sujeitos também se mantiveram bastante freqüentes (quatro grupos de quatro e três grupos de três). Sem dúvida, a tendência das crianças foi para realizar a brincadeira em grupos cada vez mais numerosos.

Altruísmo ou egoísmo?

O analista desavisado poderia se apressar no entusiasmo com essa crescente organização coletiva. Talvez isso denotasse uma tendência das crianças para preferirem sempre o trabalho em grupo, para evoluírem sempre em direção ao coletivo. É claro que essa não é uma hipótese descartada. De fato, a leitura dos gráficos nos mostra essa forte tendência ao aumento dos sujeitos nos grupos. Porém, voltando aos filmes, notamos que um dos motivos do aumento dos grupos de três e quatro sujeitos, por exemplo, pode ter sido: a) porque as crianças foram aumentando suas habilidades para passar correndo sob a corda; b) porque as inibições iniciais foram diminuindo; c) porque o prazer pela realização da brincadeira foi aumentando, agindo como poderoso fator de motivação; d) porque, dispondo de todos esses novos elementos, cada sujeito procurou aproveitar melhor suas chances de passar sob a corda. O que representaria, num certo sentido, um empenho muito particular de cada sujeito de aproveitar para si o maior número de chances possível. Ou seja, teria ocorrido uma conquista muito particular, e não simplesmente uma preocupação com o grupo.

Porém, o fator de interação social com uma maior organização coletiva continua em pé. Podemos adiantar que as crianças, seguramente, não estavam preocupadas com as outras mais que consigo mesmas. É muito difícil, no calor da brincadeira, nos poucos minutos que ela durou, crianças que se conheciam pouco, que cada uma se preocupasse em cooperar com as demais. Essa organização coletiva não foi combinada entre elas. Elas sequer se comunicavam verbalmente ou por sinais corporais específicos. Havia um discurso corporal inegável, e isso, sim, pode se tornar determinante na organização. Um discurso de corpo para corpo, que o intelecto não consegue traduzir. O fato concreto, porém, é que o grupo aumentou porque todas as crianças foram procurando aproveitar melhor suas chances. Acontece que, para aproveitar melhor suas chances de passar sob a corda, era necessário que não se atrapalhassem. Chegou-se a um ponto da brincadeira em que quase todas queriam passar todas as vezes sob a corda. Mas aí a brincadeira não seria possível. Então ocorreu que as crianças refreavam seu ímpeto de passar sob a corda para que os mais decididos pudessem passar. Se o sujeito A estivesse passando sob a corda junto com B e C, talvez fosse necessário que os demais se contivessem, não somente por altruísmo, mas para que a brincadeira pudesse se realizar. Chega-se a um momento da brincadeira em que os sujeitos têm que decidir, não só a passar sob a corda, mas refrear ou não seu desejo de passar para que os outros passem. Portanto, a organização coletiva é, nessa situação estudada, o resultado do desejo crescente de cada sujeito passar sob a corda para satisfazer motivações pessoais, e a necessidade de conter seus desejos particulares em prol do interesse coletivo, da viabilização da brincadeira como um todo.

O que vimos foi um grupo de crianças brincando que, durante um certo tempo, conseguiram administrar o conflito entre seus motivos particulares para realizar a brincadeira e a necessidade coletiva de realização.

É bom que, a partir de constatações como as que vimos aqui, não nos apressemos em extrapolações precipitadas. Os resultados aqui obtidos são resultados que têm a ver diretamente apenas com a situação estudada nesta pesquisa. Não estou afirmando que a máxima realização individual depende da máxima realização coletiva como regra de comportamento para toda uma sociedade. As leis sociais devem ser muito mais complexas que as leis que regem o comportamento de crianças durante uma brincadeira. Em outras situações de brincadeiras, inclusive, podemos ser surpreendidos por leis diferentes destas. No entanto, não se poderia negar nunca que o jogo infantil, como afirmou uma vez Florestan Fernandes (1979), é uma sociedade em crisálida. Se ele não é simples imitação da sociedade adulta, é uma cultura infantil que incorpora valores e regras sociais dos adultos. Regras e valores tornados elementos da cultura infantil. Não se pode tentar compreender a gênese da organização social em meia dúzia de observações sobre a brincadeira infantil, mas deve-se estar atento ao fato de que a organização social pode ser observada na sua constituição em qualquer brincadeira infantil.

O inteligível do grupo

Não só cada criança, em particular, mostra-se inteligente durante a realização da brincadeira. Parece que, durante a evolução dos acontecimentos, uma inteligência coletiva se manifesta. Já sabemos que as crianças não combinavam entre si o que fariam nas próximas passagens. O fato de passarem duas, três ou mais crianças juntas não resultava de um acordo explícito entre elas. Mas, sem dúvida, isso ocorria por um acordo implícito. Elas "combinavam" o que fariam nas próximas passagens. A inteligência é muito mais que um jogo de raciocínios lógicos, de representações mentais de uma ou de outra pessoa. A inteligência inclui um jogo bem mais complexo onde se acrescentam à atividade racional os gestos, os desejos, os constrangimentos de cada pessoa e de todas as pessoas entre si. A prática da brincadeira que analisamos aqui mostra um comportamento extremamente inteligente durante 35 passagens, que não foi verbalizado, que não permitiu que cada sujeito parasse para analisá-lo, e assim por diante. A inteligência de cada um, no grupo, tornou-se inteligência coletiva, porque as inteligências interagem. Somente as interações transformando o individual em coletivo poderiam explicar que, na situação experimentada, os sujeitos pudessem viabilizar a brincadeira.

Ilhas de ordem no mar da desordem

Uma filha perguntava ao seu pai: "... porque é que as coisas se desarrumam?... as pessoas gastam muitíssimo tempo a arrumar as coisas, mas nunca parece que gastem tempo a desarrumá-las. As coisas parecem que se desarrumam por si próprias. E depois as pessoas têm de as arrumar outra vez". Pacientemente, o pai procurava responder à pergunta de sua filha: "Eu sei que há infinitamente mais caminhos 'desarrumados', e portanto as coisas tenderão sempre para desarrumadas e misturadas".

O pai dessa criança curiosa era Gregory Bateson e o diálogo que travou com ela ficou registrado em um livro chamado *Metadiálogos* (1989). E não era só a filha de Bateson que se mostrava intrigada com essa tendência para a desarrumação. Para desespero de todas as pessoas que têm que cuidar da "arrumação" de suas casas ou escritórios, parece que a toda hora aquilo que pouco antes estava arrumado começa a se desarrumar. Para a física, até bem pouco tempo atrás, essa desarrumação parecia não ter fim, ou melhor, parecia que nos conduziria ao fim de todas as coisas.

> "Clausius não hesitara em generalizar o alcance do segundo princípio ao conjunto do universo, que, concebido como um todo que dispõe duma energia finita, podia ser considerado como um megassistema fechado. Assim, segundo a sua fórmula, 'a entropia do universo tende para o máximo', ou seja, para a perspectiva aberta por Boltzmann, para a desorganização e a desordem." (Morin, p. 40.)

A mesma ciência que pouco antes anunciava um universo onde reinava a ordem, um universo imutável, determinístico e mecânico, passava a anunciar um universo que se acabaria em entropia. As cozinhas e os escritórios se encaminhariam, inevitavelmente, para a degradação e desordem absolutas, onde as possibilidades de trabalho e transformação desapareceriam, atingindo um estado de homogeneização e equilíbrio máximos.

Entretanto, apesar de tão dramático anúncio, a organização continuou a surgir, as transformações não pararam de suceder, as organizações complexas tendem a aumentar. A Terra gerou vida, a vida evoluiu, vieram os homens e as sociedades. E as coisas não se desarrumaram de vez. Era preciso uma explicação para isso.

Foi então que Iya Prigogine iniciou um novo desenvolvimento da termodinâmica para mostrar que nos ambientes onde reina a desordem estruturas de ordem podem se formar. Comentando os trabalhos de Prigogine, Morin escreveu:

"Portanto, é possível explorar a idéia dum universo que constitui a sua ordem e a sua organização na turbulência, na instabilidade, no desvio, na improbabilidade e na dissipação energética." (p. 45.)

As leis da entropia não discriminam os sistemas. Aplicam-se onde houver trabalho, portanto, libertação de calor, degradação. Aplicam-se tanto ao micro como ao macrouniverso. Alcança as estrelas e os escritórios; o interior das galáxias e as sociedades humanas. E os herdeiros de uma tradição cultural que apenas enxergava a ordem, a previsibilidade, a arrumação, continuam se atormentando ao ver a tendência para a dispersão. No nosso estudo temos um belo exemplo. Ao final de 35 passagens das crianças pela corda, a brincadeira foi interrompida pela "bagunça", pela desorganização, pela desordem, ou seja, pela própria ordem. Quando parecia que a ordem aumentava, passando de grupos de dois, para grupos de três e de quatro, a desordem que se seguiu interrompeu o trabalho. No entanto, se nos livrarmos de nossas tradições mecânicas, perceberemos que a ordem que permitiu às crianças brincar durante um certo tempo surgiu de uma desordem anterior. Lembro que, ao contrário do que geralmente ocorre nas aulas tradicionais, neste nosso exemplo, o professor não se preocupou em colocar as crianças em ordem antes de iniciar o trabalho. Simplesmente sugeriu-lhes um brinquedo e deixou-as realizarem-no como quisessem. O que se via no início era um grupo de crianças dispersas diante da corda, sem qualquer determinação de quando passar, de quem passar em primeiro ou em segundo lugar, e assim por diante. No entanto, iniciada a brincadeira, surpreendentemente, passa apenas uma, enquanto as outras aguardam. Em seguida, passam duas que não haviam se comunicado verbalmente. E, enquanto não sentiram que podiam passar em grupos maiores, continuaram passando sozinhas ou em grupos de duas. Após um certo tempo, de alguma forma percebendo seus novos poderes, passaram em três e em quatro. Ou seja, evoluindo no tempo, a brincadeira foi nos mostrando que, da desordem inicial, das instabilidades, do conflito, foi surgindo uma ordem, exatamente aquela que era necessária para dar conta da situação específica que as crianças viviam. Quando confrontados os dados práticos com as curvas teóricas de probabilidades, foi possível verificar que as crianças, em cada terço do brinquedo, aproveitavam somente as chances que permitiam viabilizar a brincadeira. No primeiro terço, apenas 9% de chances, e não 25% ou 20%. No segundo terço, 12%; no terceiro terço, 17%. Imaginemos todas as crianças querendo passar ao mesmo tempo no início da brincadeira, ou mesmo em grupos de quatro ou cinco. A brincadeira não teria sido realizada. Portanto, vale a pena parar para investigar como uma situação aparentemente tão desorganizada gerou um tal nível de organização.

Mas, então, por que a brincadeira acabou em desordem? Simplesmente porque aquela ordem, gerada por um trabalho individual e coletivo dos sujeitos, não poderia durar eternamente. Assim como a cozinha ou escritório se desarrumam todos os dias. Todo trabalho gera sua própria degradação. O que não quer dizer que, em seguida, a própria desordem interruptora do trabalho não geraria uma nova ordem, provavelmente diferente da anterior, não importa se melhor ou pior. Parece que ainda não aprendemos a conviver com a seguinte idéia:

"No limite, a extrema complexidade da desordem conteria a ordem e a extrema complexidade da ordem conteria a desordem." (Morin, p. 79.)

E a desordem da ordem?

Somente a título de ilustração da questão suscitada neste experimento, resolvi fazer uma pequena comparação entre a situação que acabamos de analisar e uma outra situação em que as crianças realizavam a mesma brincadeira, porém, ao início, aparentemente em ordem. Neste novo caso, o professor sugeriu às mesmas crianças desta pesquisa que se organizassem para dar prosseguimento à atividade, já que ela havia sido interrompida pela desorganização que se criara. As crianças sugeriram que se organizassem em duplas, formando duas colunas à frente da corda. Utilizando essa organização elas teriam que passar sob a corda duas a duas, supunha-se. Da mesma forma como se supunha que a brincadeira poderia se desenvolver bem melhor que da vez anterior.

Num rápido levantamento feito nessa situação onde a ordem era estabelecida previamente, tivemos, em 35 passagens:

a) sem passar ninguém sob a corda . . . . 13 ocorrências;
b) passando apenas um sujeito sob a corda . . . . 11 ocorrências;
c) passando dois sujeitos juntos sob a corda . . . 11 ocorrências.

O que se esperava é que o maior número de ocorrências fosse a passagem em duplas. No entanto, ocorreram mais passagens sem nenhum sujeito que em duplas. Inclusive, as passagens com apenas um sujeito foram iguais às que eram sugeridas pela organização da brincadeira.

Onde estava a ordem nessa brincadeira? Sem dúvida, ela existia, mas não de acordo com o que estava estabelecido. Tenho que lembrar que na primeira situação ocorreram apenas quatro casos de passagens sem nenhum sujeito, os que caracterizam mais tipicamente as indecisões. Aqui, no mesmo número total de passagens, as indecisões foram bem mais freqüentes. Por sinal, que foi o que mais ocorreu ao longo da brincadeira.

Nessa segunda situação as crianças demonstraram enormes dificuldades para seguir a ordem estabelecida. Para mim, foi-lhes tirado o poder de decidir o como e quando passarem sob a corda, conseqüentemente, aumentando-lhes a indecisão. Às crianças, foi imposto que jogassem "cara ou coroa" com uma moeda plana e elas, inteligentemente, deformaram suas moedas na medida das suas necessidades.

Na segunda situação descrita havia tanta desordem na ordem quanto havia ordem na desordem da primeira situação.

Estudando a evolução da brincadeira no tempo, a exemplo do que fizéramos anteriormente, verifiquei que as ocorrências foram:

Primeiro intervalo — 0 = 4; 1 = 5; 2 = 3
Segundo intervalo — 0 = 5; 1 = 1; 2 = 6
Terceiro intervalo — 0 = 4; 1 = 5; 2 = 2

Casos em que não passava ninguém se mantiveram mais ou menos estáveis, caindo um pouco no último terço. Passagens de apenas um sujeito sofreram enorme instabilidade: começaram muito freqüentes, caindo subitamente no segundo terço, e aumentando abruptamente no final. As passagens mais esperadas, de duplas sob a corda, começaram com uma freqüência de quatro no primeiro terço; aumentaram para cinco no segundo terço, e caíram bruscamente para duas no final.

A tônica dessa situação foi a instabilidade, exceto pelas passagens sem nenhum sujeito sob a corda. Ou seja, as indecisões foram bem mais freqüentes que na situação 1. Claramente pode-se ver que as crianças buscaram abandonar a ordem previamente estabelecida para conseguir uma organização mais apropriada ao grupo, mas não o conseguiram. Seguer chegaram a efetuar passagens com mais de dois sujeitos ao mesmo tempo.

Em qualquer das duas situações havia tanto a ordem como a desordem. Porém, em ambos os casos convivemos mais com nossas ilusões que com a realidade. Sempre nos recusamos a conviver com a desordem. No entanto, ela está lá, em todas as situações, em todas as nossas aulas, na nossa cozinha ou escritório. Tudo sempre se desarruma. Mas é também no meio da desarrumação que novas estruturas se organizam, que as coisas se transformam e se superam. E não adianta fechar os olhos à desordem porque, por mais que nossos ambientes nos pareçam ordenados, no interior de tanta arrumação estará fermentando o gérmen da desordem.

CONCLUSÕES GERAIS

A casa que se habita

Imaginem uma casa habitada por ela mesma. Uma casa habitada por paredes, janelas, portas, jardins... Existem os espaços, entre as paredes, entre os objetos, no interior dos objetos. Os espaços também são habitantes da casa. Estão carregados de significações, de crenças, de preconceitos, de idéias, de medo, sustos e pudor. Mesmo as pessoas que chegaram um dia à casa, após comprá-la, ou construí-la, transformaram-se na própria casa.

O corpo é a casa que habitamos. O corpo é nossa morada. O corpo é a casa, como qualquer outra, com janelas, portas, jardins, paredes, construídas por muitas mãos, também as nossas, mas não só as nossas. Só uma diferença: os habitantes que a construíram ou a compraram nunca são vistos dentro dela. São habitantes que se con-fundem com ela. Por mais que digam "meu corpo", "minhas mãos", "meu coração", o eu do meu é sempre invisível.

Na casa que é o corpo também existem espaços: entre as paredes, entre os objetos, no interior de cada estrutura que faz a casa. Também nesses espaços flutuam os medos, as idéias, os amores, a raiva, as crenças e os fantasmas. Às vezes, parece uma casa mal-assombrada. Às vezes, um parque de diversões. Os fantasmas saem das paredes como feixes elétricos desordenados. Alguns sentimentos, como a ternura e a dor, emergem mais calmamente. E a inteligência? Essa a gente vê sair de todos os órgãos. Do cérebro, das mãos, dos olhos e ouvidos. O inteligível inunda toda a casa. Está em todos os lugares. Jorra de todas as paredes, do teto e do chão. Senta-se na sala, reparte a cama e a mesa com o sensível. Vive com ele algumas disputas internas. O inteligível e o sensível brigam e voltam a fazer as pazes. Há algum tempo que andam lutando pelo poder, abalando os alicerces da casa.

A casa que se habita somos nós. A casa que se habita é habitada pelo sensível e pelo inteligível. Não se pode ser homem e humano sem que o sensível e o inteligível convivam sob o mesmo teto. Não é necessário que combinem em tudo. Inevitavelmente estarão sempre em conflito, como todo bom casal. E nenhum mal há nisso, desde que aprendam a difícil tarefa de viver a harmonia desse conflito necessário.

Do coração ao cérebro

O inteligível é aquele que nunca vemos. É aquele que só aparece mediado pela fala ou pela escrita. A impressão que temos é que o inteligível é aquela nossa fração que se encontra nas camadas mais profundas do nosso ser. Por isso ele não seria visível. Expressões de inteligência são bem mais raras que as expressões de raiva, angústia ou medo. Não que inteligências sejam mais raras que sentimentos, mas porque não estariam à flor da pele.

O sensível, esse estaria na periferia do ser — à flor da pele. O sensível seria aquele que se mostra a todo instante, nas mais diversas expressões. É difícil não mostrar os sentimentos, a não ser que se tenha muito treino. É como se todo o corpo fosse sensibilidade. É como se o inteligível não se entranhasse no corpo, mas dele apenas fizesse uso, apenas o utilizasse para manifestar a lógica da existência. O sensível é como se não tivesse lógica, porque seria o próprio corpo caótico, inexplicável, insubmisso e imprevisível. E o inteligível é como se pairasse nos nossos espaços interiores para, dali, controlar esse turbilhão de sentimentos que insiste teimosamente em nos colocar em situações difíceis.

No desenrolar deste trabalho procurei mostrar o quanto são falsos esses conceitos. Tantas exaustivas descrições, tabelas e análises tiveram o poder de ir colocando o inteligível para fora. O inteligível também existe na periferia do ser — pode-se vê-lo em cada gesto, em cada coordenação, em cada expressão motora. O que descrevi nas três pesquisas aqui desenvolvidas foi o que se pôde ver de fora, sem sons ou grafismos. Apenas o corpo, mas não um corpo qualquer e sim um corpo vivo, dinâmico, relacional. A própria originalidade dos gestos que se pôde demonstrar é, para mim, prova de inteligência. Não há movimento que se repita. Eu nunca vi interiormente o funcionamento do inteligível, mas, seguramente, posso vê-lo na sua aparência mais exterior. Braços e pernas mobilizados em cada problema, resolvendo-o; junto com o sistema nervoso, é certo, o qual também é corpo. Ou seja, eu vi o funcionamento do inteligível. Porque não existe inteligência sem interação com problemas; porque não existe sensibilidade sem interação com objetos sensibilizadores. Fora da interação, não existe nada. Como tive ocasião de afirmar há algum tempo: nenhum brinquedo é brinquedo antes que seja brincado (Freire, 1989).

Recuso-me a admitir a idéia de que o corpo é somente aquele que serve a mente superior. Recuso-me a admitir o conceito (preconceito) segundo o qual o corpo é veículo, instrumento apenas. E não deixa de sê-lo, mas não o é menos que a mente. E a mente, o que é? Quem me pode mostrá-la fora do corpo? E o espírito? Estou esperando para ver. Posso desafiar mil vezes quem quer que seja para que me mostre esses seres imateriais descritos em tantas teorias, que habitam o corpo sem sê-lo, que comandam sem realizar, que existem sem se deixar perceber. Sou sempre mais tentado a acreditar que, se mente e corpo não fossem uma só e mesma coisa, a mente de tal forma se agarrou ao corpo para estar neste mundo que nunca se poderá vê-la fora do corpo. Mas prefiro dizer que corpo e mente são as mesmas coisas diferentes de um só todo. Creio que é necessário abandonar de vez a intenção de compreender o que quer que seja fora dos sistemas, onde todas as coisas são irredutíveis umas às outras, sendo, ao mesmo tempo, interdependentes, complementares, solidárias e dependentes. Assim, se poderia dizer que cérebro não é braço, mas que, nem por isso, são melhores ou piores um em relação ao outro. Olhos, nariz e pernas não são superiores ou inferiores uns aos outros, são apenas diferentes. Sabemos apreciar razoavelmente as diferenças, sabemos distinguir umas coisas das outras, mas não sabemos ao certo o que é que integra tudo isso, pois ainda não convivemos bem com a idéia de corpo como totalidade sistêmica.

Mente, espírito, alma, seriam assim produções dessas entidades concretas, de carne e osso que chamamos de organismo. Mas, é bom que não esqueçamos, estou falando das coisas que só conhecemos por nossas representações, que é como conhecemos todas as coisas. E, sendo assim, passam também essas coisas a serem concretas, tanto quanto nossos sonhos e fantasias, porque, efetivamente, existem em nós. Como existem as imagens dos entes-queridos, muitas vezes já mortos, mais fortes, às vezes, que a presença do membro fantasma de que falava Merleau-Ponty (1975). Como é concreto o ser fantasma para a mãe ou a esposa que perdeu a pessoa que amava. Ficam em nós, habitando e sendo a casa, as vozes que mais apreciamos, os perfumes ou o barulho do vento. Tudo o que passou perto de nós ficou-nos para sempre. São produções que transcendem seus próprios produtores, mas que precisam de amarras, de âncoras, precisam se ligar, depender das coisas materiais que tornam a vida possível.

Vimos, neste estudo, como o sensível, que parecia a mais periférica fração de nós, foi-se deslocando mais e mais para o interior, chegando a um ponto em que não se tornou mais visível, pois se con-fundiu, emaranhou com o inteligível; quanto permitiu que víssemos as igualdades quando já a julgávamos desaparecida. Estranho porque, quanto melhor descrevíamos os movimentos, mais as igualdades se tornavam invisíveis apesar da certeza de perseverar sua existência. E fomos buscá-la lá no fundo, não mais com os globos oculares, com o olfato ou a audição. Fomos verificar como continuávamos sensíveis para o que não víamos, porque o sensível também habita as camadas mais profundas do ser, lá mesmo onde também habita o inteligível.

Também pudemos verificar como o ser humano joga seu quebra-cabeça. O Tangran humano é aquele que pode resolver os problemas sendo diferente dos modelos. Todas as peças humanas são diferentes umas das outras e das de todos os outros seres humanos. A marca do humano está na originalidade. A maior capacidade humana está em realizar as diferenças mantendo a igualdade. O grande problema humano talvez esteja em compreender o igual e o diferente simultâneo de todas as coisas.

A ordem e a desordem alimentam-se mutuamente. Uma nasce onde só enxergamos a outra. A ordem que permitiu que as crianças de nossa terceira pesquisa brincassem surgiu de uma situação caótica. Vimos como as crianças são obrigadas a abrir mão momentaneamente de seus desejos para realizá-los mais tarde, quando a constituição da ordem permitir maior organização coletiva. Nossa tradição mecanicista jamais permitiu que a ordem pudesse conviver com a desordem. Ficamos a sonhar com sociedades justas e solidárias, sem atentar para o fato de que isso nunca acontecerá mecanicamente. A construção individual é árdua e ocorre paralelamente à coletiva. Nosso crescimento individual tem sido uma falsa ilusão. Dizem, em nosso país, e está na nossa bandeira, que, sem ordem não há progresso. E eu digo que o progresso é impossível onde houver apenas ordem. As nossas escolas ordenadas jamais permitirão o progresso humano. O progresso acaba se fazendo apesar delas.

A cegueira pedagógica

Alguém poderia me perguntar: e daí, para que tanto discurso? E eu responderia: faça o que quiser com ele, já não é meu; é seu, e a responsabilidade passa a ser sua, apesar de continuar também minha. Eu não sei exatamente o que fazer quanto a interferir na sociedade para mudá-la para melhor, o que eu entendo como humanizá-la. Não faço nenhuma promessa de não-dualismo. Não sei como não ser dualista. Aliás, pouco me importa se sou dualista ou não, e creio mesmo que o sou. Apenas coloco em dúvida e denuncio todos os dualismos, inclusive o meu. Pois toda tarefa de descrevê-lo revela o dualismo do descritor. Creio mesmo que a tentativa de descrevê-lo, sublinhá-lo ou superá-lo revela-se carregada de dualismos. E que só há uma maneira de, pelo menos, denunciá-lo: assumi-lo. Dizer: veja como está carregada de dualismos minha denúncia. E, assumindo-o, verificar que todo dualismo é falso. Apesar de existente, é prepotência da razão. Não se divide o indivisível. De fato, creio que os dualismos não existem. São apenas palavras, discursos, que eles mesmos, na sua concretude, não são dualistas.

O que precisa mudar é nossa crença nas divisões corpo-mente; nossa crença na superioridade do espírito sobre o corpo, ou do inteligível sobre o sensível. Mesmo as pessoas que lidam com o corpo às vezes usam sua atividade para se esconder dele. Chegam a negar o corpo sistematicamente, tentando transformar as experiências mais profundas e ricas, porém assustadoras, em discursos intelectuais. Creio que é muito comum as pessoas que pronunciam certos discursos sobre o corpo terem um desacordo íntimo com ele. Vejo isso em discursos que escamoteiam o corpo, que falam do corpo lançando-o sutilmente para fora do próprio discurso. Que fazem voltas para não penetrar de cabeça na questão corporal.

As escolas, dessas nem se fala. Junto com as igrejas, os partidos políticos e os quartéis, pregam as revoluções sem corpo. As pessoas, principalmente as crianças, são "educadas" como se fossem um espírito ou uma mente. O corpo fica do lado de fora das instituições. A caricatura das escolas é um corpo minúsculo com uma imensa cabeça. Ou seja, um monstro, um ser deformado. Que é como a escola pretende que sejam todos os cidadãos.

Escolas, igrejas, quartéis e partidos políticos ainda são instituições desumanizadoras. Não há neles espaço para que convivam lado a lado com o sensível e o inteligível. São centros de tradição racionalista. São, de longe, instituições menos humanizadoras que outras menos consideradas como a "rua", o espaço infantil não habitado pelo adulto. Porém, longe de mim pregar a extinção das instituições, longe de mim pregar a separação entre adultos e crianças. Apenas desejo que as instituições se humanizem; apenas desejo que os adultos aprendam a conviver com as crianças, estas, sim, até uma certa idade, um bom exemplo da con-fusão entre o sensível e o inteligível.

REFERÊNCIAS BIBLIOGRÁFICAS

ANDRADE, C. D. *Corpo: novos poemas*. Rio de Janeiro: Record, 1984.

BATESON, G. *Natureza e espírito*. Lisboa: Dom Quixote, 1987.

BATESON, G. *Metadiálogos: trajectos*. Lisboa: Gradiva, 1989.

BEVINGTON, P. R. *Data reduction and error analysis for the physical sciences*. Nova York: McGraw-Hill, 1969.

CHOMSKY, N. *In*: Piatelli-Palmarini, M., org. *Teorias da linguagem, teorias da aprendizagem*. Lisboa: Edições 70, 1987.

DAWKINS, R. *O gene egoísta*. Belo Horizonte/São Paulo: Itatiaia/Edusp, 1979.

DORIA, F. A. *O corpo e a existência: uma psicanálise do quotidiano*. Petrópolis: Vozes, 1972.

ENDE, M. *A história sem fim*. São Paulo: Martins Fontes/Editorial Presença, 1985.

ENGELS, F. *Dialectics of nature*. *In*: Gould, S. J. *Darwin e os grandes enigmas da vida*. São Paulo: Martins Fontes, 1987.

FERNANDES, F. *Folclore e mudança social na cidade de São Paulo*. Petrópolis: Vozes, 1979.

FEYARABEND, P. *Contra o método*. Rio de Janeiro: Francisco Alves, 1977.

FEYNMAN, R. *O efeito borboleta*. *In*: Gleick, J., org. *Caos: a criação de uma nova ciência*. Rio de Janeiro: Campus, 1990.

FONTANELLA, F. C. *O corpo no limiar da subjetividade*. Campinas: 1985, 149 p. Tese (Doutorado — Faculdade de Educação) — Unicamp.

FOUCAULT, M. *Vigiar e punir*. Petrópolis: Vozes, 1977.

FRACCAROLI, J. L. *Biomecânica: análise dos movimentos*. Rio de Janeiro: Cultura Médica, 1981.

FREIRE DA SILVA, J. B. *Rumo ao universo... do corpo. In*: Oliveira, V. M., org. *Fundamentos pedagógicos: educação física.* Rio de Janeiro: Ao Livro Técnico, 1987.

FREIRE, J. B. *Educação de corpo inteiro.* São Paulo: Scipione, 1989.

GASC, J. *A aventura prodigiosa do nosso corpo.* Lisboa: Edições 70, 1987.

GATTY, B. *A origem do ser vivo.* São Paulo: Martins Fontes, 1986.

GEHLEN, A. *Ensayos de antropología filosófica.* Santiago, Chile: Editorial Universitaria, 1973.

GEHLEN, A. *El hombre: su naturaleza y su lugar en el mundo.* Salamanca, Espanha: Sígueme, 1980.

GLEICK, J. *Caos: a criação de uma nova ciência.* Rio de Janeiro: Campus, 1990.

GOODFIELD, J. *Brincando de deus: a engenharia genética e a manipulação da vida.* Belo Horizonte/São Paulo: Itatiaia/Edusp, 1981.

HEISENBERG, W. *Física e filosofia.* Brasília: Universidade de Brasília, 1987.

HUXLEY, A. *After many a summer dies the swan. In*: Gould, S. J. *Darwin e os grandes enigmas da vida.* São Paulo: Martins Fontes, 1987.

LE BOULCH, J. *Rumo a uma ciência do movimento humano.* Porto Alegre: Artes Médicas, 1987.

LORENZ, K. *A demolição do homem: crítica à falsa religião do progresso.* São Paulo: Brasiliense, 1986.

MARTINS, J., Bicudo, M. A. V. *A pesquisa qualitativa em psicologia.* São Paulo: Moraes, 1989.

MEHLER, J. *Conhecer desaprendendo. In*: Morin, E., Piatelli-Palmarini, M., org. *A unidade do homem vol. II: o cérebro humano e seus universais.* São Paulo: Cultrix/Edusp, 1978.

MERLEAU-PONTY, M. *Fenomenologia da percepção.* Barcelona: Península, 1975.

MERLEAU-PONTY, M. *Fenomenologia da percepção. In*: Sérgio, M. *Para uma epistemologia da motricidade humana.* Lisboa: Compendium, 1987.

MOREIRA, W. W. *A ação do professor de educação física na escola: uma abordagem fenomenológica.* Campinas, 1990. Tese (Doutorado — Faculdade de Educação) — Unicamp.

MORIN, E. *O homem e a morte.* Lisboa: Europa-América.

MORIN, E. *O método I: a natureza da natureza.* Lisboa: Europa-América.

PARLEBÁS, P. *Perspectiva para una educación física moderna.* Andalucia, Espanha: Unisport Andalucia, 1987.

PESSOA, F. *Obra poética.* Rio de Janeiro: Nova Aguilar, 1983.

PIAGET, J. *Biologia e conhecimento.* Petrópolis: Vozes, 1973.

PIAGET, J. *A tomada de consciência.* São Paulo: Melhoramentos/Edusp, 1978.

PIAGET, J. *O nascimento da inteligência na criança*. Rio de Janeiro: Zahar, 1978.

PIAGET, J. *O possível e o necessário, vol. 1: evolução dos possíveis na criança*. Porto Alegre: Artes Médicas, 1985.

PIAGET, J. *In*: Piatelli-Palmarini, M., org. *Teorias da linguagem, teorias da aprendizagem*. Lisboa: Edições 70, 1987.

PIAGET, J., Garcia, R. *Psicogênese e história das ciências*. Lisboa: Dom Quixote, 1987.

PIATELLI-PALMARINI, M., org. *Teorias da linguagem, teorias da aprendizagem*. Lisboa: Edições 70, 1987.

PIETSCHMANN, H. *Das ende des naturwissenschaftlichen zeitalters*. *In*: Lorenz, K. *A demolição do homem: crítica à falsa religião do progresso*. São Paulo: Brasiliense, 1986.

PRIGOGINE, I. *Tan solo una ilusión? una exploración del caos al orden*. Barcelona: Tusquets Editores, 1988.

PRIGOGINE, I., Stengers, I. *A nova aliança*. Brasília: Universidade de Brasília, 1984.

RASCH, P. J., Burke, R. K. *Kinesiología y anatomía aplicada; la ciencia del movimiento humano*. Barcelona: El Ateneo, 1973.

REEVES, H. *A hora do deslumbramento: o universo tem um sentido?* São Paulo: Martins Fontes, 1988.

RUFFIÉ, J. *O sexo e a morte*. Rio de Janeiro: Nova Fronteira, 1988.

SAGAN, C. *O romance da ciência*. Rio de Janeiro: Francisco Alves, 1985.

SCHRÖDINGER, E. *What is life?* *In*: Piatelli-Palmarini, M., org. *Teorias da linguagem, teorias da aprendizagem*. Lisboa: Edições 70, 1987.

SÉRGIO, M. *Para uma epistemologia da motricidade humana*. Lisboa: Compendium, 1987.

WILSON, E. *Da natureza humana*. São Paulo: T. A. Queiroz/Edusp, 1981.

NOVAS BUSCAS EM EDUCAÇÃO
VOLUMES PUBLICADOS

1. *Linguagem total* – Francisco Gutiérrez
2. *O jogo dramático infantil* – Peter Slade
3. *Problemas da literatura infantil* – Cecília Meireles
4. *Diário de um educastrador* – Jules Celma
5. *Comunicação não verbal* – Flora Davis
6. *Mentiras que parecem verdades* – Umberto Eco e Marisa Bonazzi
7. *O imaginário no poder* – Jacqueline Held
8. *Piaget para principiantes* – Lauro de Oliveira Lima
9. *Quando eu voltar a ser criança* – Janusz Korczak
10. *O sadismo de nossa infância* – Fanny Abramovich (Org.)
11. *Gramática da fantasia* – Gianni Rodari
12. *Educação artística – Luxo ou necessidade* – Louis Porches
13. *O estranho mundo que se mostra às crianças* – Fanny Abramovich
14. *Os teledependentes* – M. Alfonso Erausquin, Luiz Matilla e Miguel Vásquez
15. *Dança, experiência de vida* – Maria Fux
16. *O mito da infância feliz* – Fanny Abramovich (Org.)
17. *Reflexões: a criança – O brinquedo – A educação* – Walter Benjamim
18. *A construção do homem segundo Piaget – Uma teoria da educação* – Lauro de Oliveira Lima
19. *A música e a criança* – Walter Howard
20. *Gestaltpedagogia* – Olaf-Axel Burow e Karlheinz Scherpp
21. *A deseducação sexual* – Marcello Bernardi
22. *Quem educa quem?* – Fanny Abramovich
23. *A afetividade do educador* – Max Marchand
24. *Ritos de passagem de nossa infância e adolescência* – Fanny Abramovich (Org.)
25. *A redenção do robô* – Herbert Read
26. *O professor que não ensina* – Guido de Almeida
27. *Educação de adultos em Cuba* – Raúl Ferrer Pérez

28. *O direito da criança ao respeito* – Dalmo de Abreu Dallari e Janusz Korczak

29. *O jogo e a criança* – Jean Chateau

30. *Expressão corporal na pré-escola* – Patricia Stokoe e Ruth Harf

31. *Estudos de psicopedagogia musical* – Violeta Hemsy de Gainza

32. *O desenvolvimento do raciocínio na era da eletrônica: os efeitos da TV, computadores e videogames* – Patrícia Marks Greenfield

33. *A educação pela dança* – Paulina Ossona

34. *Educação como práxis política* – Francisco Gutiérrez

35. *A violência na escola* – Claire Colombier e outros

36. *Linguagem do silêncio* – *Expressão corporal* – Claude Pujade-Renand

37. *O professor não duvida! Duvida!* – Fanny Abramovich

38. *Confinamento cultural, infância e leitura* – Edmir Perrotti

39. *A filosofia vai à escola* – Matthew Lipman

40. *De corpo e alma – O discurso da motricidade* – João Batista Freire

41. *A causa dos alunos* – Marguerite Gentzbittel

42. *Confrontos na sala de aula – Uma leitura institucional da relação professor-aluno* – Julio Groppa Aquino

leia também

A EDUCAÇÃO PELA DANÇA
Paulina Ossona

Atualmente existe uma melhor compreensão a respeito dos valores formativos e criativos da dança contemporânea para crianças, adolescentes e adultos. Neste livro, a autora analisa a importância da dança, com um enfoque metodológico claro, e orienta professores na busca de novos valores.
REF. 10317   ISBN 978-85-323-0317-2

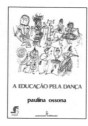

A ESCOLA COMO ESPAÇO DE PRAZER
Icléia Rodrigues de Lima e Gomes

Uma análise do cotidiano dos adolescentes e adultos nas escolas, focalizando comportamentos corporais, gestuais e "ritualísticos" como aspectos de uma inter-relação não verbal. Mostra as formas como a escola disfarça, ignora ou desvirtua as manifestações corporais dos alunos e como estes resistem, fazendo do encontro escolar uma experiência de prazer.
REF. 10698   ISBN 978-85-323-0698-2

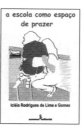

HUMOR E ALEGRIA NA EDUCAÇÃO
Valéria Amorim Arantes (org.)

Se por um lado a vida escolar é composta de obrigações e deveres nem sempre prazerosos, embora necessários, por outro trata-se de um momento pleno de desafios e descobertas. Quase sempre esquecidos, humor e alegria são ingredientes preciosos e essenciais do fazer escolar. Este é o tema desta coletânea, constituída por diferentes autores e abordagens.
REF. 10700   ISBN 978-85-323-0700-2

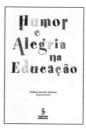

LINGUAGEM DO SILÊNCIO
EXPRESSÃO CORPORAL
Claude Pujade-Renaud

Trata-se de um texto inteligente, não tecnicista, aberto, fazendo pensar e refletir sobre o espaço educacional do corpo. Relata exercícios, reúne depoimentos, critica o atraso e o preconceito na área da expressão corporal na educação.
REF. 10320   ISBN 978-85-323-0320-2

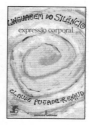

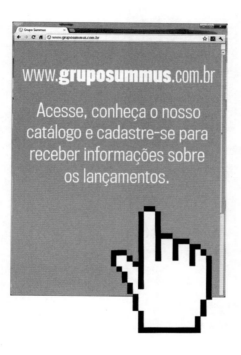

www.gruposummus.com.br

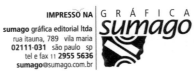

IMPRESSO NA
sumago gráfica editorial ltda
rua itauna, 789   vila maria
02111-031   são paulo   sp
tel e fax 11 **2955 5636**
sumago@sumago.com.br